의료관광 일본어

♣병으로 곤란했을 때의 일본어·한국어 회화집♣
♣病気で困ったときの日本語・韓国語会話集♣

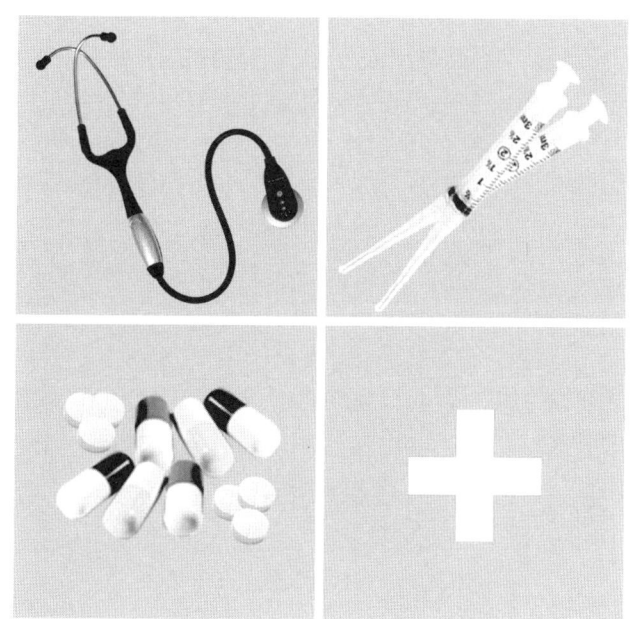

도서출판 고려동

推 薦 文

최근 대한민국 병원을 방문하는 일본인 의료관광객이 급증하고 있다는 소식이 언론에서 심심찮게 들려온다.

특히, 성형외과와 안과 등의 특정진료과목은 일본에서 치료하는 것보다 한국에서 치료하는 것이 훨씬 저렴하고 친절하기 때문에 한국의료관광에 대한 수요가 날로 증가하고 있는 것이 현실이다.

그런데 한국 병원을 방문하는 일본인 중에는 한국의 병원에서 사용하는 용어가 익숙하지 않기 때문에 자기의 뜻을 잘못 전달하는 분들이 많아 자신이 원하는 올바른 치료를 받지 못하는 경우가 생길 수 있는 것이다.

그러한 경우에 대비하여 이 책은 일본인 환자에게 친절하게 안내를 해 줄 수 있도록 도와주는 효과적인 참고서라고 할 수 있다.

한국에 오는 일본인에게 자국말로 안내를 한다는 것은 대단한 서비스인 것이다. 비단 한국의 병원에서만 사용할 수 있는 것이 아니다. 일본의 병원에 가서도 똑같은 말을 사용할 것이 아닌가? 이 책은 아직은 일본어가 서툰 유학생, 혹은 연수생 등에게도 일본에서 병원을 방문할 경우 올바른 치료를 받을 수 있도록 도와준다.

일본인 환자가 많이 오는 한국 병원에 근무하거나 또는 그런 병원에 근무하고 싶다면, 그런 분들에게 꼭 권하고 싶은 책이다.

推薦者一同

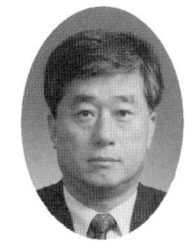
정대현 / 치과 전문의

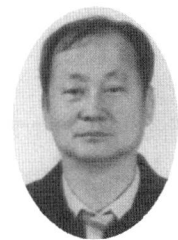
조현표 / 외과 전문의

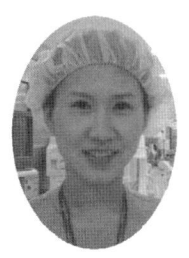
최유미 / 간호사

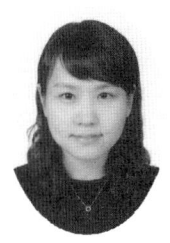
이승연 / 약사

医療会話日本語・韓国語
☞ 病気で困ったときの日本語・韓国語会話集 ☜

まえがき

　海外旅行で心配なことの一つに、また、困ることの一つに病気になったとき、または外傷を受けたとき、先ず、「病状や症状を何と表現したらいいのだろ？」といった心配事があります。
　たとえば、下記の例文のような「きりきり」「ずきずき」「ちくりと」「ぴりぴり」「「ずきんずきん」・・・・・といった痛みの表現には、痛さの度合いや部位に微妙な違いがあります。そして、
その微妙な表現の違いは外国人にとって難しい表現であることが多いでしょう。

例文≪痛み表現の擬態語≫

●きりきり	:	胃が きりきりと 痛む 위가 쑤시듯이 아프다
●ずきずき	:	頭が ずきずきする 머리가 욱신거리다
●ずきんずきん	:	頭が 時々 ずきんずきんする 머리가 때때로 욱신욱신한다
●ちくりと	:	蜂に ちくりと 刺される 벌한테 따끔하게 쏘이다
●ぴりぴり	:	日にやけて 肌が ぴりぴりする 햇볕에 타서 살갗이 따끔따끔하다

　これらの擬態語には、表現の微妙な違いに具体性が乏しく、表現する内容が「人間の感覚」であることから、その違いを説明することはなかなか困難なことです。しかし日本人の第三者が聞いた場合には、病状が非常にわかりやすい表現でもあります。著者の勤務する東洲大学には観光通訳学科日本語科がありますので、日本留学経験者がたくさんいますが、彼等学生達から

의료 회화 일본어·한국어
☛병으로 곤란했을 때의 일본어·한국어 회화책☚

머리말

　해외 여행에서 걱정스러운 일의 하나 또는 곤란한 것의 하나가 병에 걸렸을 때 또는 외상을 입었을 때 먼저「병상이나 증상을 뭐라고 표현하면 좋을까?」라는 걱정거리입니다.
　예를 들어 아래와 같은 예문과 같은「콕」「욱신」「따끔」「따끔따끔」「욱신욱신」……라는 통증의 표현에는 통증의 정도나 부위에 미묘한 차이가 있습니다.
　그리고 그 미묘한 표현의 차이는 외국인에 있어서 어려운 표현이 많을 것입니다.

예문≪통증 표현의 의태어≫

●콕콕　　　:　胃が きりきりと 痛む
　　　　　　　위가 쑤시듯이 아프다

●욱신　　　:　頭が ずきずきする
　　　　　　　머리가 욱신거리다

●욱신욱신　:　頭が 時々 ずきんずきんする
　　　　　　　머리가 때때로 욱신욱신한다

●따끔　　　:　蜂に ちくりと 刺される
　　　　　　　벌한테 따끔하게 쏘이다

●따끔따끔　:　日に やけて 肌が ぴりぴりする
　　　　　　　햇볕에 타서 살갗이 따끔따끔하다

　이러한 의태어는 표현의 미묘한 차이에 구체성이 부족하고 표현하는 내용이「인간의 감각」으로 그 차이를 설명하는 것은 꽤 곤란한 일입니다.
　그러나 일본인 제3자가 들었을 경우에는 병상표현은 상당히 쉬운 표현이기도 합니다. 저자가 근무하는 동주대학에는 관광통역학과 일본어과가 있기 때문에 일본 유학 경험자가 많이 있습니다만 그들 학생들로부터「병에 걸려

「病気になって気が弱く落ち込んでいるのに加えて、病院で何と言っていいか分からずに大変困った。」旨の話を聞き、また、「病院での会話は、学校や学院でも余り習わないし、テキストも適当なものが少ない。」とのことでありましたので、僭越ながら浅学の身ではありますが本書の執筆に取りかかった次第です。

著者は韓国の大学で日本語、日本文化や観光関係科目を教授しておりますが、医学や国語学には、全くの門外漢です。よって、会話のフレーズに専門的には、諸先輩方からご御指摘を受ける箇所があるかも知れませんが、「韓国人の皆様が、日本の病院で自分の云いたいことを伝えること。」に主眼をおいた日本語会話集でありますので、ご容赦戴きたいと思っております。

また、本書を韓国語に翻訳して戴きました"東洲大学観光日本語科・増田ゼミー"の学生諸君は、日本を学んではいるものの、著者と同じように医学や日本語翻訳の専門家ではありません。ただし、医療関係に関心があり向学心旺盛な若者たち１０名です。

以上のことから、翻訳した韓国語の内容にご指摘を受けるような箇所がございましたら、それは翻訳を御願いした著者の責任でありますので、どうぞ御勘弁願います。

なお、本書の翻訳を韓国の学生諸君に御願いしました深意は、著者が「堅苦しくない医療のための日本語・韓国語会話集」を志向し、日本語や韓国語を勉強している一般の韓国人や日本人の皆様や、韓国・日本に旅行される皆様方に気軽に使ってほしいと考えたからです。

筆者は、「この世で最も知的なことは？」と質問された場合「この世で最も知的なことは、ことばを覚えることである。」と答えています。隣の国のことばである日本語を学ばれている韓国人の皆様や韓国人の旅行者の皆様に日本人の一人として厚く敬意を表します。

と共に「有り難うございます」と感謝の言葉を贈りま。

몸이 쇠약해져 있는데 더불어 병원에 뭐라고 말해야 할지 몰라 몹시 곤란했다.」내용의 이야기를 들었고 또「병원에서의 회화는 학교나 학원에서도 그다지 배우지 않고 교재도 적당한 것이 적다.」라고 해서 주제넘지만 부족한 제가 본서의 집필에 착수한 것입니다.

저자는 한국의 대학에서 일본어, 일본 문화와 관광 관련 과목을 가르치고 있는 교수 입니다만 의학이나 국어학에는 완전한 문외한입니다.

따라서 회화의 표현은 이 계통 전문직에 종사하는 분들에게 지적을 받을 만한 것이 몇 개 있을지도 모릅니다만「한국인 여러분이 일본의 병원에서 자신의 말하고 싶은 것을 전달하는 것.」에 주목적을 둔 일본어 회화책이기 때문에 넓은 아량으로 이해해주시길 바랍니다.

또, 본서를 한국어로 번역해 준 "동주대학 관광 일본어과·마스다 세미나-"의 학생들은 일본을 배우고는 있지만 저자와 같이 의학이나 일본어 번역의 전문가가 아닙니다. 다만 의료 관계에 관심이 있는 향학열 왕성한 젊은이들 10명입니다.

번역한 한국어의 내용에 지적을 받을 만한 것이 있으면 그것은 번역을 부탁 한 저자의 책임이기 때문에 아무쪼록 용서 바랍니다.

덧붙여 본서의 번역을 한국의 학생들에게 부탁했던 깊은 뜻은 저자가「딱딱하지 않은 의료관련 일본어·한국어 회화책」을 지향해 일본어나 한국어를 공부하고 있는 일반인 여러분과 한국·일본에 여행하는 여러분에게 부담없이 사용하면 좋겠다고 생각했기 때문입니다.

저자는「이 세상으로 가장 지적인(일)것은?」라고 질문 받았을 경우「이 세상으로 가장 지적인(일)것은 말을 기억하는 것이다.」라고 대답하고 있습니다. 이웃나라의 언어인 일본어를 배우고 있는 한국인의 여러분이나 한국인 여행자의 여러분에게 일본인의 한 명으로서 큰 경의를 표합니다.

그리고「고맙습니다」라는 감사의 인사를 보냅니다.

本書を出版するに際し多くの皆様にご協力戴きましたが、特に、東洲大学の李昇雨教授、学生諸君、出版社の関係者の皆々様のご協力、並びに九州大学の医療関係部門に勤務経験を持つ妻・増田律子の助言に深く感謝の意を表します。

また、翻訳をして戴きました"東洲大学観光日本語科卒業生・厳正姫さん"、並びに出版社高麗洞の代表取締役社長・李豪鏞氏には、本書執筆のきっかけを作って戴きました。本当に感謝申し上げます。

更には、本書の執筆に絶大なる応援を頂きました恩師の中本セイ子先生、韓国の親友・朴鏞さん御夫妻、孫成一さん御夫妻、劉奇昌さん、金蓮珠さん、崔瑩琳さん、㈱世界留学情報センター院長・成昇慶さん、そして、東洲大学平生教育院日本語講座高級班の受講生の皆さんやMIXIで交流している沢山のマイミクシィの皆様方、親友で海上保安庁OB・永山芳巳ご夫妻に心から厚く御礼申し上げます。

本書が、日本へ旅行・留学される韓国の方々や、韓国へ旅行される日本の方々、更には韓国と日本両国の医療関係者の皆様に広く読んでいただき、ご利用されますことを希望しますと共に、本書の内容につきまして、お気付き・ご指摘の点がございましたら、是非、ご意見をお寄せいただきますようお願い申し上げます。

合掌

檀紀４３４２年秋　／　皇紀２６６９年秋

韓国・東洲大学研究室にて

東洲大学国際交流センター委員・教授・増田　憲行

〒６０４－７１５　釜山広域市沙下区槐亭３洞山１５－１

東洲大学・国際交流センター気付

본서를 출판 하는데 있어서 많은 분들에게 협력을 받았습니다만 특히 동주대학의 이승우교수님, 학생 여러분, 출판사의 관계자의 여러분 모두의 협력 및 큐슈 대학의 의료 관계 부문에 근무 경험을 가지고 있는 아내・마스다 리츠코의 조언에 깊은 감사의 뜻을 표합니다.

또, 번역을 해 준 "동주대학 관광 일본어과 졸업생・엄정희씨" 및 도서출판 고려동의 대표이사・이호용사장님께서 본서 집필의 기회를 만들어 주셨습니다.

정말로 감사 드립니다.

더욱이 본서 집필에 지대한 응원을 해 주셨던 은사 나카모토 세이코 선생님, 한국의 친구・박용씨 부부, 손성일씨부부, 유기창씨, 김연주씨, 최영림씨, 세계 유학 정보 센터 원장・성승경씨, 그리고, 동주대학 평생교육원 일본어 강좌 고급반의 수강생 여러분과 MIXI 로 교류하고 있는 많은 나의 MIXI 의 여러분, 친구로 해상보안청 ＯＢ・나가야마 요시미씨 부부에게 진심으로 진심으로 인사 말씀드립니다.

본서가 일본에 여행・유학하고 있는 한국 분들이나 한국에 여행하고 있는 일본 분들 더욱이 한국과 일본 양국의 의료 관계자 여러분에게 넓게 읽혀 이용 되기를 희망하면서 모두 본서의 내용에 대해서 보고 느끼신 점・지적할 점이 있으시면 부디 의견을 대어 주시도록 부탁 말씀드립니다.

합장

단기４３４２년 가을 / 황기２６６９년 가을
한국・동주대학 연구실에서
동주대학 국제 교류 센터 위원
교수 ・ 마스다 노리유키 (増田 憲行)
〒６０４-７１５ 부산광역시 사하구 괴정３동산１５-１
동주대학・국제 교류 센터 전교

医療会話日本語・韓国語
☞ 病気で困ったときの日本語・韓国語会話集☜

目　次

まえがき	4
目　次	10
序　章　病状の表現	12
第 1 章　受付	20
第 2 章　検査・レントゲン科	32
第 3 章　内科	42
第 4 章　外科	62
第 5 章　歯科	86
第 6 章　消化器科	98
第 7 章　産婦人科	108
第 8 章　整形外科	116
第 9 章　脳神経外科	124
第10章　眼科	128
第11章　精神科・心療内科・神経科	136
第12章　皮膚科	146
第13章　耳鼻咽喉科	154
第14章　小児科	164
第15章　入院	172
第16章　病院外での会話	182
終　章　薬局	186
巻末　病状表現の擬態語	192
あとがき	244
参考文献	245

의료 회화 일본어·한국어
☞병으로 곤란했을 때의 일본어·한국어 회화책☜
목　차

머리말	5
목차・目次	11
서장・병상의 표현・病状の表現	13
제1장・접수・受付	21
제2장・검사·X 레이과・検査・レントゲン科	33
제3장・내과・内科	43
제4장・외과・外科	63
제5장・치과・歯科	87
제6장・소화기과・消化器科	99
제7장・산부인과・産婦人科	109
제8장・정형외과・整形外科	117
제9장・뇌신경 외과・脳神経外科	125
제10장・안과・眼科	129
제11장・정신과·심료내과·신경과・精神科・心療内科・神経科	137
제12장・피부과・皮膚科	147
제13장・이비인후과・耳鼻咽喉科	155
제14장・소아과・小児科	165
제15장・입원・入院	173
제16장・병원외에서의 회화・病院外での会話	183
종장・약국・薬局	187
권말・병상 표현의 의태어・巻末	193
맺음말・あとがき	244
참고 문헌・参考文献	245

序章　病状の表現

第1節　病状表現の重要単語

《痛みの表現》

① 鈍い痛み
② 軽い痛み
③ 鋭い痛み
④ 激しい痛み
⑤ 差し込むような痛み
⑥ 絶えず痛む痛み
⑦ チクチクする痛み
⑧ ズキズキする痛み
⑨ キリキリする痛み
⑩ キューッとする痛み
⑪ ガンガンする痛み
⑫ 持続的な鈍い痛み
⑬ 痙攣がある一時的な激痛
⑭ 継続的な激しい全身の痛み
⑮ 目がくらむような痛み

痛みの表現である擬態語については、巻末に網羅しておりますので、巻末をご覧ください。

《重要単語》

① 頭痛
② 疲れ
③ 目まい
④ しびれ
⑤ 腹痛
⑥ 咳
⑦ 骨折
⑧ 吐き気
⑨ 下痢
⑩ 便秘
⑪ 生理痛
⑫ 発疹
⑬ 不眠症
⑭ 不安
⑮ 血尿
⑯ 腫れる
⑰ 耳鳴り
⑱ 打撲
⑲ 歯痛
⑳ 虫歯

서장　병상의 표현

제1절　병상 표현의 중요 단어

《통증의 표현》

① 둔한 통증
② 가벼운 통증
③ 날카로운 통증
④ 격렬한 통증
⑤ 찔러넣는 통증
⑥ 끊임없이 아픈 통증
⑦ 콕콕 하는 통증
⑧ 욱신욱신 하는 통증
⑨ 찌르듯한 통증
⑩ 찢어질듯한 하는 통증
⑪ 지끈지끈 하는 통증
⑫ 지속적인 둔한 통증
⑬ 경련이 있는 일시적인 격통
⑭ 계속적인 격렬한 전신 통증
⑮ 눈앞이 아찔해지는 통증

통증의 표현인 의태어에 대해서는 권말에 빠뜨림 없이 정리해놓았으므로 권말을 봐 주세요.

《중요 단어》

① 두통
② 피로
③ 현기증
④ 저림
⑤ 복통
⑥ 기침
⑦ 골절
⑧ 구토
⑨ 설사
⑩ 변비
⑪ 생리통
⑫ 발진
⑬ 불면증
⑭ 불안
⑮ 혈뇨
⑯ 부종
⑰ 귀울림
⑱ 타박
⑲ 치통
⑳ 충치

第2節　病状表現の会話

☞顔色が悪い（蒼い）よ、どうしたの？

どうしたのですか？

どうしましたか？

どこが痛いの？

どこが悪いの？

どんな痛みですか？

熱はありますか？

☞体温計はありますか？

気分が悪いです。具合が悪いです。

胃薬はありますか。

頭痛薬はありますか。

鎮痛剤はありませんか？

《ひとくちメモ》

韓国語の「アッパヨ」を直訳して「痛いです」と病気を訴える人がいますが、日本語の「痛い」の表現には、痛い部位が必要です。単に病気を訴えるときは、「気分が悪いです。具合が悪いです。」と言いましょう。

〈例〉　＊頭がガンガンするんです。

　　　　＊頭がガンガンします。

　　　　＊頭が痛いんです。

　　　　＊頭痛がします。

　　　　＊足が痛いです。

제 2 절   병상 표현의 회화

☞ 안색이 나쁘네(창백하다), 무슨 일 있어?

　무슨 일 있습니까?

　무슨 일 입니까?

　어디가 아파?

　어디가 나빠?

　어떤 통증입니까?

　열은 있습니까?

☞ 체온계는 있습니까?

　속이 메스껍습니다. 몸 상태가 좋지 않습니다.

　위약은 있습니까.

　두통약은 있습니까.

　진통제는 없습니까?

《짤막한 메모》

　한국어의「아파요」를 직역해「아픕니다」라고 병을 호소하는 사람이 있습니다만 일본어의「아프다」의 표현에는 아픈 부위가 필요합니다.

　단지 병을 호소할 때는「속이 메스껍습니다. 몸 상태가 좋지 않습니다.」라고 합시다.

<예>　　*머리가 지끈지끈 합니다.

　　　　*머리가 지끈지끈 합니다.

　　　　*머리가 아픕니다.

　　　　*두통이 납니다.

　　　　*다리가 아픕니다.

* 胃がチクチク痛いです。
* 胃が痛みます。
* 胃がキリキリと痛みます。
* 食欲がありません。
* 歯が痛いです。
* 悪寒がします。
* 寒気がします。
* 吐き気がします。
* もどしそうです。
* 目まいがします。
* 目まいでクラクラします。
* 歯痛です。
* 歯がズキズキ痛みます。
* 腹痛がします。
* お腹がシクシク痛みます。
* 身体がだるいです。
* 食あたりしたみたいです。
* 食中毒のようです。
* 下痢がひどいです。
* 鼻水が止まりません。
* 咳が止まりません。
* のどが腫れて痛いです。

* 위가 콕콕 아픕니다.

* 위가 아픕니다.

* 위가 찌르듯이 아픕니다.

* 식욕이 없습니다.

* 이가 아픕니다.

* 오한이 납니다.

* 한기가 듭니다.

* 구토가 납니다.

* 토할 것 같습니다.

* 현기증이 납니다.

* 현기증으로 어질어질합니다.

* 치통입니다.

* 이가 욱신욱신 아픕니다.

* 배가 아픕니다.

* 배가 살살 아픕니다.

* 몸이 나른합니다.

* 체한 것 같습니다.

* 식중독 같습니다.

* 설사가 심합니다.

* 콧물이 멈추지 않습니다.

* 기침이 멈추지 않습니다.

* 목이 부어 아픕니다.

＊熱があります。先ほど測ったら３８度５分ありました。

＊動悸が激しいです。

＊耳鳴りがします。

☞ 病院に行きますか？

　救急車を呼びましょうか？

　薬を飲みますか？

　痛み止めを飲みますか？

☞ フロントに連絡してください。

　添乗員さんを呼んでください。

　タクシーを呼んでください。

　最寄りの病院を教えてください。

　韓国語がわかる病院を教えてください。

☞ 救急車を呼んでください。

　医者を呼んでください。

　病院まで連れて行ってください。

＊열이 있습니다. 방금 전 재보았더니 ３８.５도 였습니다.
＊심장이 몹시 두근거립니다.
＊귀 울림이 울립니다.

☞병원에 갑니까?
　구급차를 부를까요?
　약을 먹습니까?
　진통제를 먹습니까?

☞프런트에 연락해 주세요.
　가이드를 불러 주세요.
　택시를 불러 주세요.
　가까운 병원을 가르쳐 주세요.
　한국어를 아는 병원을 가르쳐 주세요.

☞구급차를 불러 주세요.
　의사를 불러 주세요.
　병원까지 데려가 주세요.

第1章　受付

第1節　受付での重要単語

①受付　　②受付係　　③健康保険証・保険証　　④看護師

《ひとくちメモ》
以前は女性を看護婦、男性は看護士と呼んでいましたが、現在は男女共に「看護師」と呼んでいます。実際に呼ぶときには「看護師さん」と呼びましょう！

⑤カルテ（Karte・診療簿・病症録）

⑥・・・科

〈例〉　外科・内科・皮膚科・歯科・眼科・・・・etc.

⑦・・・したんです　　　　　　　　⑧・・・したのです
⑨・・・しました

《ひとくちメモ》
「・・・したんです」は「・・・したのです」のくだけた表現です。
「・・・しました」は、結果を伝える表現で、「・・・したのです」は原因を表現している会話です。
意味には大差ないので深く考えないで、あなたが会話しやすい表現を覚えて使うと良いでしょう。

〈例〉　*怪我（を）したんです。
　　　　*怪我（を）したのです。
　　　　*怪我（を）しました。

제1장 접수

제1절 접수에서의 중요 단어
①접수　　　②접수계　　　③건강 보험증·보험증　　　④간호사

《짤막한 메모》
　이전에는 여성을 간호원, 남성은 간호사라고 부르고 있었습니다만, 현재는 남녀 모두 「간호사」라고 부르고 있습니다.
　실제로 부를 때는 「간호사씨」라고 부릅시다!

⑤진료기록카드(Karte · 진료부 · 병의 증세록)

⑥···과

<예>　외과 · 내과 · 피부과 · 치과 · 안과··············etc.

⑦···했습니까　　　　　⑧···했습니다

⑨···했습니다

《짤막한 메모》

「···したんです。···했습니다」는 「···したのです。···했습니다」를 알기 쉽게 한 표현입니다.

「···しました。···했습니다」는 결과를 전달하는 표현으로 「···したのです。···했습니다」는 원인을 표현하고 있는 회화입니다.
의미에는 큰 차이 없기 때문에 깊게 생각하지 말고 여러분이 회화하기 쉬운 표현을 기억해 사용하면 좋을 것입니다.

<예>　*상처(를) 입었습니다.

　　　*상처(를) 입었습니다.

　　　*상처(를) 입었습니다.

第2節　受付での会話フレーズ(phrase)

☛受付(係)は、どこですか？

✚そのカウンター(counter)です。
　あの窓口です。

☛受付、お願いします。

✚どうなさいましたか？

☛具合が悪いので診てください。

　足(手)を怪我したんです。　　　　　　　足(手)を怪我したのです。
　足(手)を怪我しました。
　転んだんです。　　　　　　　　　　　　転んだのです。
　転びました。
　頭が痛いんです。　　　　　　　　　　　頭が痛いのです。
　頭が痛いです。
　頭痛がするんです。　　　　　　　　　　頭痛がするのです。
　頭痛がします。
　腹が痛いんです。　　　　　　　　　　　腹が痛いのです。
　腹が痛いです。
　腹痛がするんです。　　　　　　　　　　腹痛がするのです。
　腹痛がします。
　お腹が痛いんです。　　　　　　　　　　お腹が痛いのです。
　お腹が痛いです。

제 2 절   접수에서의 회화 표현(phrase)

☞ 접수(접수처)는 어디입니까?

✢ 그 카운터(counter)입니다.

　 저 창구입니다.

☞ 접수 부탁합니다.

✢ 어떻게 오셨습니까?

☞ 몸 상태가 좋지 않은데 진찰해 주세요.

　 다리(손)에 상처났습니다. 　　　　　　　다리(손)에 상처났습니다.

　 다리(손)에 상처났습니다.

　 굴렀습니다. 　　　　　　　　　　　　　굴렀습니다.

　 굴렀습니다.

　 머리가 아픕니다. 　　　　　　　　　　　머리가 아픕니다.

　 머리가 아픕니다.

　 두통이 납니다. 　　　　　　　　　　　　두통이 납니다.

　 두통이 납니다.

　 배가 아픕니다. 　　　　　　　　　　　　배가 아픕니다.

　 배가 아픕니다.

　 배가 아픕니다. 　　　　　　　　　　　　배가 아픕니다.

　 배가 아픕니다.

　 배가 아픕니다. 　　　　　　　　　　　　배가 아픕니다.

　 배가 아픕니다.

☛歯が痛いんです。 　　　　　　　　　　歯が痛いのです。

歯が痛いです。

喉が痛いんです。 　　　　　　　　　　喉が痛いのです。

喉が痛いです。

気分が悪いんです。 　　　　　　　　　気分が悪いのです。

気分が悪いです。

風邪を引いたみたいです。

風邪を引いたようです。

風邪を引いたんです。 　　　　　　　　風邪を引いたのです。

風邪を引きました。

熱があるんです。 　　　　　　　　　　熱があるのです。

熱があります。

下痢なんです。

下痢をしています。

下痢です。

便秘（を）してるんです。 　　　　　　便秘（を）しているんです。

便秘（を）しているのです。

便秘（を）してます。 　　　　　　　　便秘（を）しています。

吐き気がするんです。 　　　　　　　　吐き気がするのです。

吐き気がします。

☛ギックリ腰です。

☞이가 아픕니다.　　　　　　　　　　　이가 아픕니다.

이가 아픕니다.

목(목구멍)이 아픕니다.　　　　　　　　목(목구멍)이 아픕니다.

목(목구멍)이 아픕니다.

속이 메스껍습니다.　　　　　　　　　속이 메스껍습니다.

속이 메스껍습니다.

감기에 걸린 것 같습니다.

감기에 걸린 것 같습니다.

감기에 걸렸습니다.　　　　　　　　　감기에 걸렸습니다.

감기에 걸렸습니다.

열이 있습니다.　　　　　　　　　　　열이 있습니다.

열이 있습니다.

설사입니다.

설사를 하고 있습니다.

설사입니다.

변비(를) 걸렸습니다.　　　　　　　　변비(를) 걸렸습니다.

변비(를) 걸렸습니다.

변비(를) 하고 있습니다.　　　　　　　변비(를) 하고 있습니다.

구토가 납니다.　　　　　　　　　　　구토가 납니다.

구토가 납니다.

☞허리 디스크입니다.

✚この 病院は、初めてですか?

韓国の方ですか?

☞はい、そうです。

　はい、初めてです。

　はい、韓国人です。

✚健康保険証は、お持ちですか?

　保険証は、お持ちですか?

☞はい、これです。

☞はい、持ってます。　　　　　　　　　　はい、持っています。

　いいえ、持ってません。　　　　　　　　いいえ、持っていません。

✚保険証を、お見せ下さい。

　カルテを作ります。

　カルテを作りますので、幾つかお尋ねしてもよろしいですか?

☞ええ、どうぞ。　　　　　　　　　　　　はい、どうぞ。

✚あなたのお名前は?

　ここに漢字で、お名前を書いてください。

　ここにローマ字で、お名前を書いてください。

　何とお読みしますか?

☞パク・チヨンです。

　朴志英と書きます。

　名前に漢字がありませんので、カタカナで書いてもいいですか。

✚ホテルは、どこにお泊まりですか?

✚이 병원은 처음입니까?

　한국 분입니까?

☞네, 그렇습니다.

　네, 처음입니다.

　네, 한국인입니다.

✚건강 보험증은 가지고 있습니까?

　보험증은 가지고 있습니까?

☞네, 이것입니다.

　네, 가지고 있습니다. 　　　　　　　　네, 가지고 있습니다.

　아니오, 가지고 있지 않았습니다. 　　　아니오, 가지고 있지 않습니다.

✚보험증을 보여 주세요.

　진료기록카드를 만듭니다.

　진료기록카드를 만들기 때문에, 몇가지 질문해도 괜찮습니까?

☞예, 그러세요. 　　　　　　　　　　　네, 그러세요.

✚당신의 이름은?

　여기에 한자로 이름을 써 주세요.

　여기에 로마자로 이름을 써 주세요.

　뭐라고 읽습니까?

☞박지영입니다.

　박지영이라고 씁니다.

　이름에 한자가 없기 때문에 카타카나로 써도 괜찮습니까?

　　✚호텔은 어디에 머뭅니까?

✚ 連絡先を、教えてください。
　　住所を、教えてください。
　　どこに、お住まいですか？
☞ ソラリア・ホテルの７７７号室に泊まって（い）ます。
　　ここが連絡先（住所）です。　　　　　・・・メモを見せる。
　　福岡市博多区港町１３番地ベイサイド・マンションの３２１号です。
✚ 生年月日は？
☞ １９８８年６月２８日です。
✚ 何科にかかりたいですか？
　　どんな症状ですか？
　　ご希望の先生はいますか？
☞ 外科です。
　　内科をお願いします。
　　今、旅行中ですが、眠られません。
　　内科の永山芳巳先生をお願いします。
✚ では、外科（内科・歯科…………）の方でお待ち下さい。
☞ 外科は、どこですか？
　　すみませんが、連れて行ってもらえませんか？
✚ ２階です。階段を上がって、右手の方にあります。
　　看護師が案内します。
☞ ２階に上がって、右に行くんですね？　有り難うございました。

✚연락처를 가르쳐 주세요.

주소를 가르쳐 주세요.

어디에 거주하십니까?

☞소라리아 호텔의 ７７７ 호실에 묵고 있습니다.

여기가 연락처(주소)입니다.　　　　　　　…메모를 보여준다.

후쿠오카시 하카타구 미나토마치 １３번지 베이사이드 맨션 ３２１호입니다.

✚생년월일은?

☞１９８８년６월 ２８일입니다.

✚어떤 과에 진료하시겠습니까?

어떤 증상입니까?

찾으시는 선생님은 있습니까?

☞외과입니다.

내과를 부탁합니다.

지금 여행중입니다만 잠을 못 잡니다.

내과의 나가야마 요시미 선생님을 부탁합니다.

✚그럼, 외과(내과·치과…………)쪽에서 기다려 주세요.

☞외과는 어디입니까?

죄송합니다만 데려가 주실 수 있겠습니까?

✚２층입니다. 계단을 올라가서 오른쪽편에 있습니다.

간호사가 안내하겠습니다.

☞２층에 올라가서 오른쪽으로 갑니까? 고맙습니다.

접수

✚ そうです、お大事
だいじ
に！

こちらでお待
ま
ちください。

《ひとくちメモ》

日本語
にほんご
は韓国語
かんこくご
と同
おな
じように会話体
かいわたい
では、「受付
うけつけ
（は）どこですか？」・「受付
うけつけ
（を）お願
ねが
いします。」・「怪我
けが
（を）しました。」・「頭
あたま
（が）痛
いた
いです。」・「気分
きぶん
（が）悪
わる
いです。」・「風邪
かぜ
（を）引
ひ
きました。」のように、（は）・（を）・（が）等
など
の助詞
じょし
を省略
しょうりゃく
することが多
おお
くあります。

受付
うけつけ
（係
かかり
）は、「うけつけがかり」の発音
はつおん
になります。

✢그렇습니다, 몸조리를 잘하세요!

이쪽에서 기다려 주세요.

《짤막한 메모》

일본어는 한국어와 같이 회화체에서는「<ruby>受付<rt>うけつけ</rt></ruby>（は）どこですか？ 접수(는) 어디입니까？」・「<ruby>受付<rt>うけつけ</rt></ruby>（を）お<ruby>願<rt>ねが</rt></ruby>いします。접수(를) 부탁합니다.」・「<ruby>怪我<rt>け が</rt></ruby>（を）しました。상처(를) 입었습니다.」・「<ruby>頭<rt>あたま</rt></ruby>（が）<ruby>痛<rt>いた</rt></ruby>いです。머리(가) 아픕니다.」・「<ruby>気分<rt>きぶん</rt></ruby>（が）<ruby>悪<rt>わる</rt></ruby>いです。속(이) 메스껍습니다.」・「<ruby>風邪<rt>かぜ</rt></ruby>（を）<ruby>引<rt>ひ</rt></ruby>きました。감기(에) 걸렸습니다.」와 같이 (は・는)・(を・를)・(が・가) 등의 조사를 생략 하는 경우가 많이 있습니다.

접수(<ruby>係<rt>かかり</rt></ruby>・계)는 「**うけつけがかり・우케트케가카리**」의 발음이 됩니다.

第2章　検査・レントゲン（放射線・X線）科

第1節　検査・レントゲン科（放射線・X線）での重要単語

① 健康診断・定期健康診断　　　　　② アレルギー・アレルギー検査
③ レントゲン（放射線・X線）・レントゲン検査　　④ 精密検査
⑤ 尿検査　　　　　　　　　　　　⑥ 便検査
⑦ 検便　　　　　　　　　　　　　⑧ 血液検査
⑨ 脳波検査　　　　　　　　　　　⑩ 心電図検査
⑪ 直腸バリウム検査　　　　　　　⑫ 大腸鏡検査
⑬ 肺機能検査　　　　　　　　　　⑭ CTスキャン
⑮ 血圧・血圧測定　　　　　　　　⑯ バリウム
⑰ 胸部・胸

第2節　検査・レントゲン（放射線・X線）科での会話フレーズ(phrase)

☞ ここが血液検査をするところですか？

　健康診断をお願いします。

　レントゲン（放射線・X線）科は、こちらですか？

✚ この椅子に座ってください。

　腕を上に上げてください。

　膝を曲げてください。

　痛いですか？

　痛みますか？

제2장 검사·X 레이(방사선·X선) 과

제1절 검사·X 레이과(방사선·X선)에서의 중요 단어

① 건강진단·정기 건강진단
② 알레르기·알레르기 검사
③ X 레이(방사선·X선)·X 레이 검사
④ 정밀 검사
⑤ 소변검사
⑥ 변검사
⑦ 대변검사
⑧ 혈액검사
⑨ 뇌파 검사
⑩ 심전도 검사
⑪ 직장 바륨 검사
⑫ 대장경 검사
⑬ 폐기능 검사
⑭ CT 스캔
⑮ 혈압·혈압 측정
⑯ 바륨
⑰ 흉부·가슴

제2절 검사·X 레이(방사선·X선) 에서의 회화 표현(phrase)

☞ 여기가 혈액검사를 하는 곳 입니까?

건강진단을 부탁합니다.

X 레이(방사선·X선) 과는 이쪽입니까?

✜ 이 의자에 앉아 주세요.

팔을 위에 올려 주세요.

무릎을 굽혀 주세요.

아픕니까?

아픕니까?

✚ 血圧測定をします。
　血圧を測りますので袖を上げて下さい。
　腕をまくって下さい。
　拳を強く握って下さい。
　力を抜いて下さい。
　体温を測ります。
　体温計を脇に挟んでください。
　アレルギーの検査をします。
　尿検査をします。
　検便を検査室にもってきて下さい。
☛ トイレはどこですか？
　尿はどこで採りますか？
✚ 体重を量ります。
　身長を測ります。
　靴を脱いで、体重計（身長計）に乗って下さい。
　気分は、どうですか？
　どこが痛みますか？
　どこが痛いですか？
　どこが悪いですか？
　具合が悪そうですね。
　顔色が悪いですよ。
　熱はありますか？

✚ 혈압 측정을 합니다.

　혈압을 측정하기 위해 소매를 올려 주세요.

　팔을 걷어 주세요.

　주먹 꼭 쥐세요.

　힘을 빼 주세요.

　체온을 측정합니다.

　체온계를 겨드랑이에 끼워 주세요.

　알레르기 검사를 합니다.

　소변검사를 합니다.

　대변을 검사실에 가져 와 주세요.

☞ 화장실은 어디입니까?

　소변은 어디서 받습니까?

✚ 체중을 잽니다.

　신장을 측정합니다.

　구두를 벗고, 체중계(신장계)를 올라가 주세요.

　기분은, 어떻습니까?

　어디가 아픕니까?

　어디가 아픕니까?

　어디가 나쁩니까?

　상태가 좋지 않은 것 같네요.

　안색이 나빠요.

　열은 있습니까?

✚ いつからですか？
　痛み（熱）は、いつ頃からですか？
　その外に痛いところが（は）ありますか？
　その外に悪いところが（は）ありますか？
　その外の症状は、ありませんか？
　精密検査を受けた方がいいですよ。
☞ 検査結果は、いつ分かりますか？

《胃の検査》

✚ 履物を脱いで踏み台の上に乗って下さい。
　この薬と水を一気に飲んで下さい。
　ゲップをしないで下さい。
　バリウムを一口飲んで下さい。
　もう一口、口に含んで下さい。
　はい、飲み込んで下さい。
　残りを全部飲んで下さい。
　仰向けになって下さい。
　俯せになって下さい。
　横になって下さい。
　息を止めて下さい。
　しっかり掴まって下さい。
　そのまま動かないで下さい。

✤언제부터 입니까?

　통증(열)은 언제쯤부터입니까?

　그 외에 아픈 곳이(은) 있습니까?

　그 외에 나쁜 곳이(은) 있습니까?

　그 외의 증상은, 없습니까?

　정밀 검사를 받는 것이 좋아요.

☞검사 결과는, 언제 압니까?

《위 검사》

✤신발을 벗어 발판 위를 올라가 주세요.

　이 약과 물을 한 번에 먹으세요.

　트림을 하지 마세요.

　바람을 한입 마셔 주세요.

　좀더 한 입, 입에 넣어 주세요.

　네, 삼켜 주세요.

　나머지를 전부 마셔 주세요.

　반듯이 누워주세요.

　엎드려 주세요.

　누워 주세요.

　숨을 참아 주세요.

　꽉 붙잡아 주세요.

　그대로 움직이지 말아 주세요.

✚お腹を押しますので、痛かったら「痛い」と言って下さい。

検査は終わりました。

お疲れさまでした。

これは下剤です。

バリウムを出すために、下剤を飲んで下さい。

白い便が出ますが、心配いりません。

できるだけ多く水分をとって下さい。

本日の飲酒は、控えて下さい。

検査結果は、1週間後に出ます。

《レントゲン検査・放射線・X線検査》

✚胸のX線写真を撮ります。

このガウンに着替えて下さい。

☞下着は着たままでいいですか？

✚下着は着たままで結構です。

ズボンは穿いたままでいいです

アクセサリー（金属類）は、はずして下さい。

ブラジャーは、とって下さい。

ここに胸をつけて下さい。

ここに顎を乗せて下さい。

肩の力を抜いて、大きく息を吸って下さい。

はい、息を止めて下さい。

✚배를 누르기 때문에 아프면 「아프다」라고 말해 주세요.

검사는 끝났습니다.

수고하셨습니다.

이것은 설사약입니다.

바륨을 빼기 위해서 설사약을 먹어 주세요.

흰 변이 나옵니다만 걱정 필요 없습니다.

가능한 한 수분을 많이 취해주세요.

오늘 음주는 삼가해 주세요.

검사 결과는 1주일 후에 나옵니다.

《X레이 검사·방사선·X선검사》

✚가슴 X선 사진을 찍습니다.

이 가운으로 갈아 입어 주세요.

☞속옷은 입은 채로도 괜찮습니까?

✚속옷은 입은 채로 좋습니다.

바지는 입은 채로 좋습니다.

액세서리(금속류)는, 빼 주세요.

브래지어는 벗어 주세요.

여기에 가슴을 붙여 주세요.

여기에 턱을 대 주세요.

어깨가 힘을 빼고 크게 숨을 들이마셔 주세요.

네, 숨을 멈춰 주세요.

✚そのまま動かないで下さい。

　はい、楽にして下さい。

　終わりました。服を着ていいですよ。

《血液検査等》

✚上着を脱いで、腕をまくって下さい。

　採血をしますから、腕をまくって下さい。

　少しチクッとしますが、すぐ終わります。

　注射した箇所を掻かないで下さい。

　血が止まるまで、しばらくこれで押さえて下さい。

　このコップに尿を採ってきて下さい。

☞ 尿は、どのくらい採ればいいですか？

✚少しでいいです。

　コップの底から3㎝位でいいです。

　ラベルに氏名を書いて、コップに貼り付けて下さい。

　コップには、氏名を記入して下さい。

　はい、検査は終わりました。検査結果は、来週分かります。

✢그대로 움직이지 말아 주세요.

　네, 편하게 해 주세요.

　끝났습니다. 옷을 입어도 좋아요.

《혈액검사등》

✢윗도리를 벗고 팔을 걷어 주세요.

　채혈을 하기 때문에 팔을 걷어 주세요.

　조금 따끔 합니다만, 곧 끝납니다.

　주사한 부분을 긁지 말아 주세요.

　피가 멈출 때까지 당분간 이것으로 눌러 주세요.

　이 컵에 소변을 받아와 주세요.

☛소변은 어느 정도 받을까요?

✢조금이라도 괜찮습니다.

　컵의 바닥으로부터 3㎝정도가 좋습니다.

　라벨에 이름을 쓰고 컵에 붙여 주세요.

　컵에는 이름을 기입해 주세요.

　네, 검사는 끝났습니다. 검사 결과는 다음 주 입니다.

第3章　内科

第1節　内科での重要単語

① 診察室
② 内科病棟
③ 胸焼け
④ 吐き気
⑤ 下痢
⑥ 便秘
⑦ 食あたり
⑧ 胃の内視鏡検査
⑨ 心電図
⑩ 検査入院
⑪ 担当看護師
⑫ 診察台
⑬ 症状

第2節　内科での会話フレーズ(phrase)

✚ お名前をお呼びするまで、椅子にかけてお待ち下さい。

姜　惠順さん、3番診察室にお入り下さい。

診察室へご案内します。

私の後について来て下さい。

日本語が分かりますか？

担当看護師の増田愛子です。

☞ よろしくお願いします。

✚ どうぞ座ってください。

どうなさいましたか？

どこが痛いのですか？

その症状は、いつからですか？

他に具合が悪いところはありますか？

✚ 上着を脱いでください。

제3장 내과

제1절 내과에서의 중요 단어

① 진찰실　　　　② 내과 병동　　　　③ 가슴앓이
④ 구토　　　　　⑤ 설사　　　　　　⑥ 변비
⑦ 체함　　　　　⑧ 위 내시경 검사　　⑨ 심전도
⑩ 검사 입원　　　⑪ 담당 간호사　　　⑫ 진찰대
⑬ 증상

제2절 내과에서의 회화 표현(phrase)

✤ 이름을 부를 때까지, 의자에 앉아서 기다려 주세요.
　강혜순씨, 3번 진찰실에 들어 오세요.
　진찰실로 안내합니다.
　절 따라와 주세요.
　일본어를 압니까?
　담당 간호사의 마스다 아이코입니다.
☞ 잘 부탁드립니다.
✤ 앉아 주세요.
　어떻게 오셨습니까?
　어디가 아픕니까?
　그 증상은, 언제부터입니까?
　그 밖에 상태가 좋지 않은 곳은 있습니까?
　윗도리를 벗어 주세요.

✚ 服を脱いで、上半身裸になって下さい。
シャツを上にあげて、胸を出して下さい。
ゆっくり息をして下さい。
後ろを向いて下さい。
お腹を出して下さい。
靴下を脱いで下さい。
ズボンを下ろして(下げて)下さい。
袖をまくり上げて下さい。
左腕を出して下さい。
この診察台で横になって下さい。
仰向け(俯せ)に寝て下さい。
横向きに寝て下さい。
膝を立てて下さい。
膝を伸ばして下さい。
お腹の力を抜いて下さい。
痛い所があったら言って下さい。
ここは、痛くないですか？
現在、病気で治療を受けていますか？
はい、終わりました。

《風邪》
☛風邪気味なんですけど・・・。

✚옷을 벗어 상반신 알몸으로 있으세요.

　셔츠를 위로 올리고, 가슴을 내 주세요.

　느긋하게 숨을 쉬어 주세요.

　뒤로 돌아 주세요.

　배를 내 주세요.

　양말을 벗어 주세요.

　바지를 내려 주세요.

　소매를 걷어 주세요.

　왼팔을 내 주세요.

　이 진찰대로 누워 주세요.

　반듯이(엎드려)누워 주무세요.

　옆으로 주무세요.

　무릎을 세워 주세요.

　무릎을 펴 주세요.

　배에 힘을 빼 주세요.

　아픈 곳이 있으면 말해 주세요.

　여기는 아프지 않습니까?

　현재 병으로 치료를 받고 있습니까?

　네, 끝났습니다.

《감기》

☞감기 기운입니다만….

☞ 風邪を引きそうです。　　　　　　　　風邪を引いたようです。

風邪みたいです。

風邪を引きました。

風邪をうつされたようです。

風邪がなかなか治らないんです。

インフルエンザにかかったようです。

風邪がひどいんです。

咳が止まりません。

咳き込んだら止まりません。

咳をすると痰が出ます

咳が出るたびに、のどがヒリヒリします。

咳が出て、のどは痛いし、手足の関節にも痛みがあります。

のどがゴロゴロして、食事が通りにくいです。

のどが腫れて喋りにくいのですが。

くしゃみが止まりません。

鼻が詰まります。

鼻が詰まって苦しいです。

鼻水が止まりません。

洟が出ます

喉が腫れて痛いです。

頭が痛いです。

☞ 감기에 걸릴 것 같습니다.　　　　　　감기에 걸린 것 같습니다.

감기갑습니다.

감기에 걸렸습니다.

감기를 옮긴 것 같습니다.

감기가 좀처럼 낫지 않습니다.

인플루엔자에 걸린 것 같습니다.

감기가 심합니다.

기침이 멈추지 않습니다.

기침하면 멈추지 않습니다.

기침을 하면 담이 나옵니다

기침이 나올 때마다, 목구멍이 따끔따끔 합니다.

기침이 나오고 목구멍은 아프고 손발의 관절도 아픕니다.

목구멍이 깔깔해서 식사하기 어렵습니다.

목이 부어 말하기 어렵습니다만.

재채기가 멈추지 않습니다.

코가 막히다.

코가 막혀서 괴롭습니다.

콧물이 멈추지 않습니다.

콧물이 나옵니다.

목이 부어 아픕니다.

머리가 아픕니다.

내과

☞ 頭がズキンズキンします。
　頭がクラクラします。
　頭痛がします。
　頭痛と寒気がします。
　熱が高いです。
　熱が下がりません。
　微熱が続いています。
　今は平常ですが、夜中に熱が出ます。
　熱は測っておりません。
　出掛けに熱を測りましたら、３８度７分ありました。

　　３８度７分 ： さんじゅう はち ど なな ぶ
　　３７度６分 ： さんじゅう なな ど ろく ぶ

☞ 熱はありませんが、全身がだるいです。
　悪寒がします。
　食べたら、もどしてしまいます。
　吐き気はありませんが、食欲がありません。
　寒気がします。
　手足に力が入りません。
　手足の筋肉が痛いです。
　体がだるいです。

☞머리가 욱신욱신 합니다.

머리가 어질어질합니다.

두통이 납니다.

두통과 한기가 듭니다.

열이 높습니다.

열이 내리지 않습니다.

미열이 계속 되고 있습니다.

지금은 정상입니다만, 밤에 열이 납니다.

열은 재지 않습니다.

외출할 때 열을 측정했더니, 38.7도 였습니다.

    38.7도 : 삼십 팔 . 칠 도

    37.6도 : 삼십 칠 . 육 도

☞열은 없습니다만, 몸이 나른합니다.

오한이 납니다.

먹으면, 다 토해 버립니다.

구토는 없습니다만, 식욕이 없습니다.

한기가 듭니다.

손발에 힘이 들어가지 않습니다.

손발의 근육이 아픕니다.

몸이 나른합니다.

☞ 体中がチクチクします。
節々が痛いです。
風邪薬を下さい。
咳止めを下さい。
✚ 咳止めを飲んだ方がよさそうですね。
この薬を飲めばよくなるでしょう。
肺炎を起こしかけています。絶対安静にしてください。
今日一日、大事をとって寝ていなさい。

《疲労》
☞ 二日酔いで頭が痛いです。
頭がガンガンします。
二日酔いで吐き気がします。
ひどい二日酔いに苦しみます。
二日酔いの薬を下さい
吐き気がして、気持ちが悪いです。
冷や汗（脂汗）が出ます。
食欲がありません。
目眩がします。
目が眩みます。
立ち眩みを起こします。
体がだるくて、倒れそうです。

☞몸 전신이 따끔따끔 합니다.

　마디마디가 아픕니다.

　감기약을 주세요.

　기침 멈추는 약을 주세요.

✢기침 멈추는 약을 먹는 편이 좋을 것 같네요.

　이 약을 먹으면 좋아지겠지요.

　폐렴에 걸려 있습니다. 절대 안정 해 주세요.

　오늘 하루 몸조리 잘하고 푹 쉬세요.

《피로》

☞숙취로 머리가 아픕니다.

　머리가 땅땅 합니다.

　숙취로 구토가 납니다.

　심한 숙취로 괴롭습니다.

　숙취 해소 약을 주세요.

　구토가 나고 속이 메스껍습니다.

　식은 땀(비지땀)이 납니다.

　식욕이 없습니다.

　현기증이 납니다.

　눈이 어둡습니다.

　일어났을 때 현기증이 납니다.

　몸이 나른해서 쓰러질 것 같습니다.

☞ 疲労感があります。
　最近、すぐ疲れます。
　疲れやすいです。
　息苦しい感じがします。
　毎食後、息苦しくなります。
　ここ2・3日、体の調子が悪いんです。
　先月から体の調子が悪いんです。
　このごろ直ぐに疲れます。
　疲労感があります。
　脱力感を感じます。
　いくら寝ても、眠たいんです。
　眠れないんです。
　睡眠薬を下さい。

《腹痛・胃痛》
☞ 腹痛がします。
　お腹が痛いです。
　お腹を壊しました。
　下っ腹（下腹）がキリキリ（チクチク）痛みます。
　お腹全体が、ギューッと絞られるように痛いです。
　お腹が張っています。
　胃がムカムカします。

☞피로감이 있습니다.

　최근 자주 지칩니다.

　지치기 쉽습니다.

　가슴이 답답한 느낌이 듭니다.

　매 식후 가슴이 답답해집니다.

　요며칠 2·3일, 몸의 상태가 나쁩니다.

　지난 달부터 몸의 상태가 나쁩니다.

　요즈음 곧바로 지칩니다.

　피로감이 있습니다.

　탈진감을 느낍니다.

　아무리 자도 졸립니다.

　자지지 않습니다.

　수면제를 주세요.

《복통·위통》

☞배가 아픕니다.

　배가 아픕니다.

　배탈이 났습니다.

　아랫배가 찌르듯이(콕콕) 아픕니다.

　배 전체가 찢어질 듯 쥐어짜듯이 아픕니다.

　배가 땡땡합니다.

　위가 메슥메슥합니다.

☞ もともと胃腸が強くありません。
空腹時に胃が痛みます。
胃に圧迫感があります。
胃がもたれます。
ほとんど食欲がなくなりました。
食べ物がのどにつかえる感じがします。
いつも空腹感に悩まされています。
食べたものを全部吐いてしまいます。
吐き気がします。
吐きそうです。
むかつきます。
ムカムカします。
ゲップが少し出ます。
ゲップがたくさん出ます。
シャックリが止まりません。
消化不良のようです。
下痢です。
下痢止めを下さい。
食中毒のようです。
食あたりです。
この辺が痛いです。
便秘でお腹が苦しいです。

☞원래 위장이 강하지는 않습니다.

공복시에 위가 아픕니다.

위에 압박감이 있습니다.

속이 거북합니다.

거의 식욕이 없어졌습니다.

음식이 목구멍에 걸리는 느낌이 듭니다.

언제나 공복감에 골치를 썩이고 있습니다.

먹은 것을 전부 토해 버립니다.

구토가 납니다.

토할 것 같습니다.

화납니다.

메슥메슥합니다.

트림이 조금 나옵니다.
트림이 많이 나옵니다.

딸국질이 멈추지 않습니다.

소화불량 같습니다.

설사입니다.

설사 멈추는 약를 주세요.

식중독 같습니다.

체한 것 같습니다.

이 주변이 아픕니다.

변비로 배가 괴롭습니다.

☞便秘薬を下さい。

✚暴飲暴食は、いけませんね。

朝食（昼食・夕食）に何を食べましたか？

《頭痛》

☞頭痛がします。

頭痛がひどいです。

軽い頭痛ですが、薬を飲んでもなかなか治りません。

頭が割れるように痛いです。

頭のこの部分が痛いです。（痛い部位を指差しながら）

《体調》

☞寝汗をかきます。

太らないのです。

肥満がひどいのです。

急に太りだしました。

急に体重が減って、痩せてしまいました。

息が続きません。

チョット歩いただけで、息が切れます。

階段の上り下りが辛いです。

痙攣が起こります。

震えがして、時々痙攣が起こります。

☞변비약을 주세요.

✢폭음 폭식은 안되겠네요.

　아침 식사(점심 식사·저녁 식사)에 무엇을 먹었습니까?

《두통》

☞두통이 납니다.

　두통이 심합니다.

　가벼운 두통입니다만 약을 먹어도 좀처럼 낫지 않습니다.

　머리가 깨질듯이 아픕니다.

　머리의 이 부분이 아픕니다. (아픈 부위를 가리키면서)

《컨디션》

☞식은땀을 흘립니다.

　살찌지 않습니다.

　비만이 심합니다.

　갑자기 살쪘습니다.

　갑자기 체중이 줄어들어, 야위어 버렸습니다.

　숨이 고르지 않습니다.

　조금 걸은 것만으로 숨이 찹니다.

　계단의 오르내림이 괴롭습니다.

　경련이 일어납니다.

　부들부들 떨고, 가끔 경련이 일어납니다.

☛ 仕事中に目まいがしました。
時々、ひきつけが起きます。
貧血で倒れました。
時々、結滞があります。

結滞 ： 心臓の衰弱・病気のために脈拍が不規則になることです。結代とも表記します。

☛ 体中がチクチクします。
いくら眠っても眠い感じがします。
筋肉痛がひどいです。
神経痛が出るんです。
黄疸が出ます。
私は高血圧（低血圧）です。
高血圧症状があります。
血液検査をしてください。
人間ドックを受けたいのですが。

《病状表現》

☛ このあたりが痛いです。
そこを触られると痛いです。
そのあたりを押すと痛いです。
チョット触っただけで、飛び上がるくらい痛いです。

☞업무 중에 현기증이 났습니다.
가끔, 경련이 일어납니다.
빈혈로 쓰러졌습니다.
가끔, 결체가 있습니다.

　　결체 : 심장의 쇠약·병을 위해서 맥박이 불규칙하게 되는 것입니다.
　　　　　결대와도 표기합니다.

☞몸 전체가 따끔따끔 합니다.
아무리 자도 졸린 느낌이 듭니다.
근육통이 심합니다.
신경통이 있습니다.
황달이 있습니다.
나는 고혈압(저혈압)입니다.
고혈압 증상이 있습니다.
혈액검사를 해 주세요.
종합진단을 받고 싶습니다만.

《병상 표현》

☞이 근처가 아픕니다.
거기를 만지면 아픕니다.
그 근처를 누르면 아픕니다.
조금 손댄 것만으로, 뛰어 오를 정도로 아픕니다.

☞夜になると痛みがひどくなります。

夜になると痛くなります。

時々、体中に痛みが走ります。

右（左）半身全体が、キリキリ痛みます。

夜中に、痛くて目を覚ますことがあります。

痛みが治まってから、悪寒がするようになりました。

痛みを止めてください。

痛みを和らげてください。

痛みをとってください。

痛みはとれました。

痛みがなくなりました。

☞밤이 되면 통증이 심해집니다.

밤이 되면 아파집니다.

가끔 몸 전체가 아픕니다.

오른쪽(왼쪽) 반신 전체가 찌르듯이 아픕니다.

한밤중에 아파서 눈을 뜨는 일이 있습니다.

통증이 낫고나서부터 오한이 생기게 되었습니다.

통증을 없애 주세요.

통증을 완화시켜 주세요.

통증을 없애 주세요.

통증이 사라졌습니다.

통증이 없어졌습니다.

第4章 外科

第1節　外科での重要単語

① 傷口（きずぐち）
② 化膿（かのう）
③ 感染（かんせん）
④ 縫合（ほうごう）
⑤ 抜糸（ばっし）
⑥ 炎症（えんしょう）
⑦ 傷跡（きずあと）
⑧ 局所麻酔（局部麻酔）（きょくしょますい・きょくぶますい）
⑨ 全身麻酔（ぜんしんますい）
⑩ 手術（しゅじゅつ）
⑪ 捻挫（ねんざ）
⑫ 打撲（だぼく）
⑬ 腫れる（はれる）
⑭ シップ薬（やく）
⑮ 関節炎（かんせつえん）
⑯ 鎮痛剤（ちんつうざい）
⑰ ぎっくり腰（ごし）
⑱ 脱臼（だっきゅう）
⑲ 通風（つうふう）
⑳ 救急センター（きゅうきゅう）

第2節　外科での会話フレーズ(phrase)

✚ どうされましたか？
　どうしましたか？
☛ ガラスの破片で怪我をしました。
　ガラスが傷口に入りました。
　怪我で血が止まりません。
　引っ掻き傷が痛いんですけど。
　傷跡が残りますか？
　足をくじきました。
　ナイフで手（足）を切りました。
　転んで擦りむいたところがヒリヒリします。
　指にとげを刺しました。

제4장   외과

제1절   외과에서의 중요 단어

① 상처
② 곪음
③ 감염
④ 봉합
⑤ 이를 뽑음
⑥ 염증
⑦ 흉터
⑧ 국소 마취(국부 마취)
⑨ 전신 마취
⑩ 수술
⑪ 염좌
⑫ 타박
⑬ 부음
⑭ 습포약
⑮ 관절염
⑯ 진통제
⑰ 급성 요통증
⑱ 탈구
⑲ 통풍
⑳ 구급 센터

제2절   외과에서의 회화 표현(phrase)

✚ 어떻게 오셨습니까?

　무슨 일입니까?

☞ 유리의 파편으로 다쳤습니다.

　유리가 상처에 들어갔습니다.

　상처로 피가 멈추지 않습니다.

　세게 긁어 상처가 아픕니다만.

　상처 자국이 남습니까?

　다리를 삐였습니다.

　나이프로 손(발)을 베였습니다.

　굴러서 찰과상 입은 곳이 얼얼 합니다.

　손가락에 가시를 찔렀습니다.

☞ とげが刺さって取れません。

指の生爪を剥がしました。

背中に根太ができました。

神経痛で足が痛いです。

背中がすごく痛みます。

頭に怪我をしました。

事故で頭を負傷しました。

コンクリートの床に頭を強くぶつけました。

内出血かもしれません。

骨折したところがまだ痛みます。

ズキンズキンします。

ものすごく痛いです。

傷がとても痛いです。

傷口が腫れています。

この傷に膿があります。

手にやけどしました。

お湯で火傷をしました。

この水膨れを診て下さい。

アイロンで火傷しました。

熱湯で火傷しました。

調理中に手に火傷しました。

火事で大火傷しました。

☞ 가시가 박혀서 빠지질 않습니다.

손가락의 생손톱을 뗐습니다.

등에 큰 종기가 생겼습니다.

신경통으로 다리가 아픕니다.

등이 몹시 아픕니다.

머리를 다쳤습니다.

사고로 머리부상을 입었습니다.

콘크리트의 마루에 머리를 세게 부딪쳤습니다.

내출혈일지도 모릅니다.

골절된 곳이 아직 아픕니다.

욱신욱신 합니다.

대단히 아픕니다.

상처가 매우 아픕니다.   상처가 부어 있습니다.

이 상처에 고름이 있습니다.

손에 화상 입었습니다.

뜨거운 물로 화상을 입었습니다.

이 물집을 진찰해 주세요.

다리미로 화상 입었습니다.

열탕에서 화상 입었습니다.

조리 중에 손을 화상 입었습니다.

화재로 큰 화상을 입있습니다.

☞ 虫に刺されました。

とても痒いんです。

蜂に刺されました。

蜂に刺されて腫れました。

蛇にかまれました。

漆に気触れたようなんですが。

塗り薬に気触れました。

白髪染めに気触れたんです。

痔持ちなんです。

痔に悩んでいます。

腫れて痛むときがあります。

時々痛くなります。

別に痛くはありませんが、出血します。

肛門の周りが、痒くて仕方ないんです。

こすれると痛いんです

肛門の辺りに湿疹ができているようで、むず痒いのですが。

座るとき、当たって痛いんです。

膿のようなものが出ます。

✚ 傷口が化膿していますね。

先生がすぐに参ります。

傷口を触らないでください、感染します。

☞벌레에 물렸습니다.

매우 가렵습니다.

벌에 물렸습니다.

벌에 물려 부었습니다.

뱀에 물렸습니다.

옻이 오른 것 같습니다만.

바르는 약으로 피부가 짓물렀습니다.

백발을 검게 물들였습니다.

치질입니다.

치질로 고민하고 있습니다.

부어서 아플 때가 있습니다.

가끔 아파집니다.

별로 아프지는 않습니다만 출혈합니다.

항문의 주위가 가려워서 참을 수가 없습니다.

스치면 아픕니다.

항문의 근처에 습진이 생긴 것처럼 근질근질합니다만.

앉을 때 대여서 아픕니다.

고름과 같은 것이 나옵니다.

✚상처가 곪고 있군요.

선생님이 곧바로 옵니다.

상처에 손대지 말아 주세요, 감염됩니다.

✚ 傷口を縫合します。

　局部麻酔をします。

　麻酔をして気分が悪くなったことがありますか？

　手術をします。

　来週、抜糸します。

　抜糸するまで、風呂に入らないで下さい。

　入浴を控えて下さい。

　傷口に水がかからないようにして下さい。

☞ 毎日、通院する必要がありますか？

　毎日、消毒に来なければなりませんか？

　痛みは、だいぶ治まりました。

✚ 一日おきに来て下さい。

　化膿止めの薬です。

　痛み止めの薬です。

　痛いときに飲んで下さい。

　麻酔は、2時間で切れます．

　松葉杖をお持ちします。

　車椅子が要りますか？

　スポーツは、しばらく中止してください。

☞ 松葉杖をお願いします。

　この包帯は、いつになったら取れるのですか？

✜상처를 봉합합니다.

국부 마취를 합니다.

마취를 해 속이 메스꺼운 적이 있습니까?

수술을 합니다.

다음 주 실을 뽑습니다.

실을 뽑을 때까지 목욕하지 말아 주세요.

목욕하지 말아 주세요.

상처에 물이 대이지 않도록 해 주세요.

☛매일 통원할 필요가 있습니까?

매일 소독하러 오지 않으면 안됩니까?

통증은 거의 나았습니다.

✜격일제로 와 주세요.

곪음 멈추는 약입니다.

진통제 약입니다.

아플 때에 먹어 주세요.

마취는 2시간짜리 입니다.

목발을 가져옵니다.

휠체어가 필요합니까?

스포츠는 당분간 중지해 주세요.

☛목발을 부탁합니다.

이 붕대는 언제쯤 제거해도 괜찮습니까?

✚不自由でしょうが、1・2週間は我慢してください。しばらくの辛抱です。

少し良くなったら、サポーターに換えてあげますから、それまで我慢してください。

第3節　外科での会話例

《通風》電話での会話

☞主人が大変です。

　主人が急に激痛を訴えて、起き上がれません。

✚落ち着いてください。どんな様子（症状）ですか？

☞突然に痛みが始まったようです。激痛に呻いております。

✚どこが、どのように痛みますか？

☞右足ですが、のこぎりで挽くような痛みだと言っております。

✚こちらへ来られますか？

☞無理です。痛みで身動きもできない状態です。

✚痛みだしたのは、いつですか？

☞１時間ほど前からです。

✚足の指が赤く腫れあがっていませんか？

☞チョット待ってください。見てみます。

　おっしゃるとおり、少し赤くなって腫れているようです。

✚こういうことは、よく起こるのですか？

☞全く初めてです。どうしたらいいでしょうか？

✚救急センターへ連絡しますから、動かさないようにしてください。

☞入院することになるのでしょうか？

✚불편하시겠지만 1・2주간은 참아 주세요. 당분간은 인내가 필요합니다.

　조금 나으면 고무줄이 든 붕대로 바꿔 드릴 테니 그때까지 참아 주세요.

제3절　외과에서의 회화의 사례

《통풍》 전화에서의 회화

☞남편이 위중합니다.

　남편이 갑자기 격통을 호소하고 일어나질 못합니다.

✚침착해 주세요. 어떤 상태(증상)입니까?

☞갑자기 통증이 시작된 것 같습니다. 격렬히 신음하고 있습니다.

✚어디가 어떻게 아픕니까?

☞오른쪽 다리입니다만 톱으로 잘리는 통증이라고 말하고 있습니다.

✚이쪽으로 올 수 있습니까?

☞무리입니다. 통증으로 몸의 움직임도 자유롭지 않은 상태입니다.

✚통증이 느껴진 것은 언제입니까?

☞1시간 전부터입니다.

✚발가락이 빨갛게 부어 있지 않습니까?

☞조금 기다려 주세요. 보겠습니다.

　말씀하시는 대로 조금 붉어져 부어 있는 것 같습니다.

✚이런 일은 잘 일어납니까?

☞진짜 처음입니다. 어떻게 하면 좋을까요?

✚구급 센터에 연락할 테니 움직이지 말아주세요.

☞입원하게 되는 것입니까?

✚ 今は何とも言えません。念のために一応、準備だけはしておいてください。

☛ わかりました。それでは、お待ちしております。

✚ では、住所と電話番号を教えてください。

《骨折》電話での会話

☛ 子供が階段から落ちて、腕を折ったみたいです。

✚ どの骨ですか？

☛ 右の肘です。

✚ いつですか？

☛ たった今です。

✚ 顔色はどうですか？

☛ 顔色は、それほど悪くありません。

✚ 外傷はありますか？

☛ 血が少し出ていますが、傷はたいしたことないようです。

✚ 骨が飛び出しているかどうか見てください。

☛ 外から見る限りわかりません。

✚ 動けそうなら、こちらへ連れてきてください。

☛ はい、何とか行けそうです。

✚ お待ちしております。

✚지금은 뭐라고 말할 수 없습니다. 만약을 위해 일단 준비만은 해 주세요.

☞알았습니다. 그러면 기다리고 있습니다.

✚그럼 주소와 전화 번호를 가르처 주세요.

《골절》 전화에서의 회화

☞아이가 계단으로부터 떨어져서 팔을 부러뜨린 것 같습니다.

✚어느 뼈입니까?

☞오른쪽의 팔꿈치입니다.

✚언제입니까?

☞방금 전입니다.

✚안색은 어떻습니까?

☞안색은 그다지 나쁘지는 않습니다.

✚외상은 있습니까?

☞피가 조금 났습니다만 상처는 크지 않습니다.

✚뼈가 튀어 나왔는지 어떤지 봐 주세요.

☞겉으로 봐선 모르겠습니다.

✚움직일 수 있을 것 같으면 이쪽으로 데리고 와주세요.

☞네, 어떻게든 갈 거 같습니다.

✚기다리고 있습니다.

《ぎっくり腰》

✣ どうしましたか？
☛ 腰が痛くて痛くて、ここまで来るのがやっとでした。
　靴の紐を結ぼうとしたときに、急に痛みが走ったのです。
✣ ともかく鎮痛剤で痛みを和らげましょう。
☛ 腰の骨にひびが入っておりませんか？
✣ 検査の結果を待ちましょう。マットの上などの固いものの上に横になった方が楽ですよ。
☛ あまり痛いのでシップをして冷やしたのですが、構いませんか？
✣ 1・2日は構いませんが、痛みが和らいだら、温めた方がいいですよ。
☛ 風呂に入ってもいいですか？
✣ 構いませんよ。しばらくは無理をしないで寝ていることですね。
☛ はい、そうします。

《捻挫》

✣ どうしましたか？
☛ 足をひねったのですが、ちょっと診ていただけますか？
✣ 触ると痛みますか？
☛ 少し痛いです。
✣ 押さえるとどうですか？
☛ 痛い！
✣ 内出血しているかもしれませんね。患部を動かさないようにしてください。
☛ 患部は冷やした方がいいのですか？
✣ 二日間ぐらいは冷湿布で、あとは温湿布に換えてください。

《돌발성 요통》

✤무슨 일입니까?

☛허리가 너무 아파서, 여기까지 오는 것도 겨우 왔습니다.
 구두의 끈을 묶으려고 했을 때에, 갑자기 통증이 왔습니다.

✤어쨌든 진통제로 통증을 완화시킵시다.

☛허리의 뼈에 금이 가지 않았습니까?

✤검사의 결과를 기다립시다. 매트의 표면이 단단한 위에 눕는 것이 좋아요.

☛너무 아프기 때문에 습포를 차게 했습니다만, 괜찮을까요?

✤1·2일은 괜찮습니다만 통증이 누그러지면, 따뜻하게 하는 것이 좋아요.

☛목욕해도 괜찮습니까?

✤괜찮아요. 당분간은 무리를 하지 않고 푹 쉬세요.

☛네, 그렇게 하겠습니다.

《염좌》

✤무슨 일입니까?

☛다리를 삐었습니다만, 좀 진찰해 주시겠습니까?

✤손대면 아픕니까?

☛조금 아픕니다.

✤누르면 어떻습니까?

☛아파요!

✤내출혈하고 있을지도 모르겠네요. 환부를 움직이지 말아 주세요.

☛환부는 차게 하는 것이 좋습니까?

✤이틀 정도는 냉찜질로, 그 이후는 온찜질로 바꾸어 주세요.

외과

☞ はい、有難うございました。

《寝ちがい》

☞ 昨夜、寝違えたようですが、首の骨がどうかなっていないか診てください。
✚ かなり痛みますか？
☞ 無理に動かそうとすると、すごく痛みます。
✚ 痛むようなら、無理に動かさない方がいいですね。
　痛み止めの注射をしましょうか？
☞ はい、お願いします。あと、湿布か何かした方がいいですか？
✚ 今日一日は冷湿布をして、あとは温めた方が効果的です。
　そして、今日は、そっとしておいてください。
☞ はい、そうします。何日ぐらいで良くなりますか？
✚ 安静にしておれば、2・3日で治りますよ。
☞ どうも有難うございました。

《外傷》

☞ ナイフで怪我をしました。手を切ったんです。
✚ ちょっと見せてください。
☞ たいしたことはないと思いますが、血が止まりません。
✚ どんなナイフですか？
☞ 新しいカッターナイフです。
✚ では、錆びてはいませんね？
✚ 何か薬をつけましたか？

☞네, 고맙습니다.

《잠을 잘못 자서 목이나 어깨가 결림》
☞어젯밤 잠을 잘못 잔 것 같습니다만 목 뼈가 어떻게 되지 않았는지 진찰해 주세요.
✚많이 아픕니까?
☞무리하게 움직이려고 하면, 몹시 아픕니다.
✚아프다면 무리하게 움직이지 않는 것이 좋아요.
   진통제의 주사를 할까요?
☞네, 부탁합니다. 그리고 습포나 무엇인가 하는 것이 좋습니까?
✚오늘 하루는 냉찜질을 하고 나머지는 따뜻하게 하는 것이 효과적입니다.
   그리고 오늘은 가만히 놔둬 주세요.
☞네, 그렇게 하겠습니다. 어느 정도 지나면 낫습니까?
✚안정을 취하면 2·3일 안에 나아요.
☞매우 감사합니다.

《외상》
☞나이프로 상처를 입었습니다. 손을 베었습니다.
✚좀 보여 주세요.
☞심각한 정도는 아니라고 생각합니다만 피가 멈추지 않습니다.
✚어떤 나이프입니까?
☞새 커터 나이프입니다.
✚그럼 녹슬지는 않았네요?
✚무엇인가 약을 발랐습니까?

☛ 傷口を消毒して、包帯を巻きました。
✙ 痛みますか？
☛ ズキンズキンします。
✙ かなり傷口が開いているようですから、縫った方がよさそうです。
☛ 傷跡が残りませんか？
✙ 2・3針ですから安心してください。
☛ 痛くありませんか？
✙ 局部麻酔をしますから、痛くはありません。
　麻酔が切れたら、少し疼くかわかりませんが、痛み止めと化膿止めの薬を処方しておきましょう。
☛ 今度はいつ来ればいいですか？
✙ 8日後に抜歯しますから来てください。
☛ はい、どうもお世話になりました。
✙ 傷が治るまでは、アルコール類はくれぐれも慎んでください。
☛ はい、それじゃ8日後に来ます。
✙ お大事に！

《脱臼》

☛ 昨日、階段から転げ落ちたとき、肩の骨をはずしたらしいのですが、ちょっと診てください。
✙ 痛みはありますか？
☛ 押さえると、飛び上がるほど痛いです。
✙ 動かせますか？
☛ 少しなら動かせますが、手を上げたり曲げたりはできません。

☛상처를 소독하고 붕대를 감았습니다.

✚아픕니까?

☛욱신욱신 합니다.

✚꽤 상처가 찢어진 것 같으니, 꿰매는 것이 좋겠습니다.

☛상처 자국이 남지 않습니까?

✚2·3바늘이기 때문에 안심하세요.

☛아프지 않습니까?

✚국부 마취를 하기 때문에 아프지는 않습니다.
 마취가 풀어지면 조금 아플지 모릅니다만 진통제와 곪음방지 약을 처방해 드리겠습니다.

☛다음은 언제 오면 좋습니까?

✚8일 후에 뽑을테니 와 주세요.

☛네, 신세 많이 졌습니다

✚상처가 나을 때까지는 알코올류는 아무쪼록 삼가해 주세요.

☛네, 그러면 8일 후에 오겠습니다.

✚건강 조심하세요!

《탈구》

☛어제 계단에서 굴러 떨어졌을 때 어깨 뼈가 빠진 것 같습니다만 좀 진찰해 주세요.

✚통증은 있습니까?

☛누르면 펄쩍 뛸 정도로 아픕니다.

✚움직일 수 있습니까?

☛조금 정도는 움직일 수 있습니다만 손을 들거나 굽히거나는 할 수 없습니다.

외과

✚レントゲン検査の結果が出ました。肩の骨がはずれています。
☞あれくらいのことで外れるなんて！
✚少し痛みますが、我慢してください。
　はい、填まりました。
☞未だギクシャクするんですけど。
✚ちゃんとはまったはずです。ギブスで固定しましょう。完全に治ったわけじゃないので、無理をしないように。来週また来てください。
☞はい、気をつけます。来週まではギブスをはめたままなんですね？
✚経過がよければ、２週間くらいでギブスをはずすことができます。
☞来月スキーに行くことになっているのですが？
✚スポーツは、しばらく中止してください。
☞残念ですが、先生のおっしゃるとおりにします。

《むちうち症》
☞首が痛くて回らないのです。
✚いつからですか？
☞３日前の自動車追突事故の後からです。
✚肩のあたりも痛みますか？
☞首の痛みに比べれば、たいしたことはありませんが。
✚腰や手足は？
☞何ともありません。
✚他に痛むところはありませんか？

✤X 레이 검사의 결과가 나왔습니다. 어깨의 뼈가 빠졌습니다.

☛그 정도로 빠지다니!

✤조금 아픕니다만 참아 주세요. 자, 맞췄습니다.

☛아직도 삐걱거립니다만.

✤분명히 제대로 맞춰 들어갔습니다. 깁스로 고정합시다. 완전하게 나은 것이 아니기 때문에 무리하지 않게 주의해 주세요. 다음 주 또 와 주세요.

☛네, 조심하겠습니다. 다음 주 까지는 깁스를 낀 채로이군요?

✤경과가 좋으면, 2주일 후 정도로 깁스를 풀 수 있습니다.

☛다음 달 스키 타러 가게 되어 있습니다만?

✤운동은 당분간 삼가해 주세요.

☛유감입니다만, 선생님께서 말씀하신대로 하겠습니다.

《뒤에서 온 자동차에 갑자기 추돌을 당하거나 했을 때, 강한 충격으로 경부에 입은 장애-목디스크》

☛목이 아파서 돌아가지 않습니다.

✤언제부터 돌아가지 않았습니까?

☛3일 전 자동차 추돌 사고 이후부터입니다.

✤어깨 주위도 아픕니까?

☛목의 통증에 비하면 별거 아닙니다만.

✤허리나 손발은?

☛아프지 않습니다.

✤그 밖에 아픈 곳은 없습니까?

☛ 頭がガンガンします。
✚ 吐き気はありませんか？
☛ さっき吐いてしまいました。
✚ むち打ち症ですね。コルセットで首を固定しましょう。
　完治までしばらくかかりますよ。
☛ しばらくって、どれくらいですか？　一日中こんなものをしていなければいけないのですか？
✚ たいしたことがなければ、１週間ぐらいで痛みが薄らぐはずです。この病気には、イライラが一番いけません。気長に治療に専念してください。

《痔》
☛ 排便のときにひどく痛むので、痔ではないでしょうか？
✚ いつごろから始まりましたか？
☛ 最近です。
✚ 排便のときに出血しませんか？
☛ ええ、排便のたびにかなり血が出ます。
✚ 日ごろから便秘気味ではありませんか？
☛ さあ、正常だと思いますが。
✚ この薬を塗れば2・3日で出血は止まるはずです。
✚ 痔は、手術で切り取ってしまう方法もありますが、どうしますか？
☛ 手術をすれば完全に治りますか？
　でも、今は忙しくて手術は無理です。
　とりあえず応急処置だけして頂けますか？

☛머리가 지끈지끈 합니다.

✢구토는 없습니까?

☛조금 전 토했습니다.

✢목디스크군요. 코르셋으로 목을 고정합시다.
　완치까지 당분간 걸려요.

☛당분간은 어느 정도 입니까? 하루 종일 이런 것을 하고 있지 않으면 안 됩니까?

✢별 일이 없으면 1주간 정도로 통증이 줄어들 것입니다. 이 병은 마음을 초조하게 해서는 안 됩니다. 느긋하게 치료에 전념해 주세요.

《치질》

☛대변을 볼 경우에 몹시 아픈데, 치질은 아닐까요?

✢언제쯤부터 시작되었습니까?

☛최근입니다.

✢대변을 볼 경우에 출혈하지는 않았습니까?

☛예, 대변을 볼 때마다 꽤 피가 나옵니다.

✢평소 변비 기미는 없습니까?

☛음, 정상적이라고 생각합니다만.

✢이 약을 바르면 2·3일에 출혈은 멈출 것입니다.

✢치질은 수술로 잘라내 버리는 방법도 있습니다만, 어떻게 하겠습니까?

☛수술을 하면 완전하게 낫습니까?
　그렇지만 지금은 바빠서 수술은 무리입니다.
　우선 응급 처치만 해 주실 수 있습니까?

✚ 入浴して患部を温めれば、痛みは軽くなるはずです。
長い間座ったりして、重いものを持たない方が良いでしょう。

《脱肛》

☛ 肛門の周りが痒くて仕方ないんです。
✚ 排便時に出血したことはありますか？
☛ 少しですが、出血するようです。
✚ 痛みはありますか？
☛ 座るとき、あたって痛いです。
✚ パンツが汚れませんか？
☛ しょちゅう汚れます。
✚ 分泌物が出ませんか？
☛ 膿のようなものが出ます。
✚ 手術で完全に直した方がいいでしょう。
☛ ほかに治療法はないんですか？
✚ あなたの場合は、手術をおすすめします。

✢입욕하고 환부를 따뜻하게 하면 통증은 줄어들 것입니다.

　오랫동안 앉거나, 무거운 것을 들지 않는 것이 좋습니다.

《탈항》

☛항문의 주위가 가려워 참을 수 없습니다.

✢대변을 볼 때, 출혈한 적은 있습니까?

☛조금입니다만 출혈하는 것 같습니다.

✢통증은 있습니까?

☛앉을 때 닿아서 아픕니다.

✢팬티가 더러워지지 않습니까?

☛언제나 더러워집니다.

✢분비물이 나오지 않습니까?

☛고름과 같은 것이 나옵니다.

✢수술로 완전하게 고치는 것이 좋을 것입니다.

☛그 밖에 치료법은 없습니까?

✢당신의 경우는 수술을 추천합니다.

第5章　歯科

第1節　歯科での重要単語

① 虫歯　　　　　　② 歯痛　　　　　　③ 歯茎
④ 抜歯　　　　　　⑤ 歯石　　　　　　⑥ ヤニ
⑦ 口臭　　　　　　⑧ 歯周病　　　　　⑨ 親知らず
⑩ 奥歯　　　　　　⑪ 舌　　　　　　　⑫ 歯肉炎
⑬ 出血　　　　　　⑭ 義歯　　　　　　⑮ ブリッジ
⑯ 歯根　　　　　　⑰ 歯槽膿漏

第2節　歯科での会話フレーズ(phrase)

☞歯が痛いです。

歯がズキズキ痛みます。

この歯が、ズキンズキンします。

グラグラしている歯があります。

歯がグラグラしています。

時々、シクシク痛む虫歯があります。

虫歯が2本あります。

多分、虫歯があると思います。

歯が、脈打つようにズキンズキンと痛いです。

歯に食べ物が当たると、ズキンと痛みます。

歯茎を指で押さえると、うずきます。

제 5 장   치과

제 1 절   치과에서의 중요 단어

① 충치　　　　　　② 치통　　　　　　③ 잇몸

④ 발치　　　　　　⑤ 치석　　　　　　⑥ 니코틴

⑦ 구취　　　　　　⑧ 치주병　　　　　⑨ 사랑니

⑩ 어금니　　　　　⑪ 혀　　　　　　　⑫ 잇몸염증

⑬ 출혈　　　　　　⑭ 틀니　　　　　　⑮ 가공의치

⑯ 치근　　　　　　⑰ 치조농루

제 2 절   치과에서의 회화 표현(phrase)

☞ 이가 아픕니다.

　이가 욱신욱신 아픕니다.

　이 이가 욱신욱신 합니다.

　흔들흔들 하는 이가 있습니다.

　이가 흔들흔들 하고 있습니다.

　가끔 콕콕 아픈 충치가 있습니다.

　충치가 2개 있습니다.

　아마 충치가 있다고 생각합니다.

　이가 맥박 뛰듯이 욱신욱신 아픕니다.

　이에 음식이 부딪히면 욱신하고 아픕니다.

　잇몸을 손가락으로 누르면 쑤십　　.

☞ 冷たいものを食べると、歯にしみます。
食べ物を噛むと痛いので、よく噛めません。
噛んだとき、飛び上がるような激痛が走ります。
韓国で治療してきた奥歯が痛むんです。
軽く触れただけでも、飛び上がるほど痛いです。
ズキンズキンして耳や首筋まで響きます。
歯茎が腫れて、歯を磨くと出血します。
歯茎を押すと、血の混じった膿が出ます。
歯根の部分が露出して、水や空気に触れてもヒリヒリします。
虫歯が痛いです。
親知らずが痛みます。
痛くて、一晩中眠れません。
痛くて痛くて、もう我慢できません。
一日中、ジクジク痛むんです。
冷たい物を飲むと歯茎が沁みます。
歯が痛くて噛めません。
我慢できないほどじゃありませんが、ジーンと沁みるような痛さです。
寝る前に決まって痛むんです。
りんごなどをかじると、いつも歯茎から出血します。
頬が腫れて、熱もあるようなんです。
こうして喋るのも辛いです。どうにかしてください！

☛ 차가운 것을 먹으면 이가 아픕니다.

음식을 씹으면 아프기 때문에 잘 씹을 수 없습니다.

씹었을 때 펄쩍 뛰어오를 정도의 격통이 옵니다.

한국에서 치료해 온 어금니가 아픕니다.

가볍게 닿은 것만으로도 펄쩍 뛰어 오를 만큼 아픕니다.

욱신욱신해서 귀나 목덜미까지 영향을 줍니다.

잇몸이 붓고 이를 닦으면 출혈합니다.

잇몸을 누르면 피가 섞인 고름이 나옵니다.

치근의 부분이 노출되어 물이나 공기에 접해도 얼얼 합니다.

충치가 아픕니다.

사랑니가 아픕니다.

아파서 밤새 잘 수 없습니다.

너무 아파서 더 이상 참을 수 없습니다.

하루종일 지끈지끈 아픕니다.

차가운 것을 마시면 잇몸이 아픕니다.

이가 아파서 씹을 수 없습니다.

참을 수 없는 만큼이 아닙니다만 찡한 통증입니다.

자기 전에 항상 아픕니다.

사과 등을 베어 먹으면 언제나 잇몸에서 출혈합니다.

뺨이 붓고 열도 있는 것같습니다.

이렇게 말하는 것도 괴롭습니다. 어떻게든 해 주세요 !

치과

☛ 昨夜は、歯がうずいて一睡もできませんでした。
前歯（奥歯）が折れました。
喧嘩で歯を折られました。
歯茎が腫れて痛いです。
歯茎が腫れて、食事ができません．
歯茎から血が出ます。
歯磨きすると歯茎から出血します。
口臭が気になるんですけど。
歯石を取って下さい。
タバコのヤニをとって下さい。
詰め物がとれてしまいました。
歯石がたまりました。
虫歯を治療して下さい。
歯を抜くのですか？
できれば抜歯はしないで下さい。
できれば抜かないで下さい。
抜かずに済む方法はありませんか？
抜くと、歯並びが悪くなりませんか？
韓国に帰って抜きますので、応急処置だけお願いします。
痛み止めをいただけますか？　後は韓国で治療しますから。
この歯を抜いてください。

☛어젯밤은 이가 쑤시고 한 잠도 잘 수 없었습니다.

앞니(어금니)가 부러졌습니다.

싸움으로 이가 부러졌습니다.

잇몸이 부어 아픕니다.

잇몸이 부어서 식사를 할 수 없습니다.

잇몸으로부터 피가 나옵니다.

양치질하면 잇몸에서 출혈합니다.

구취가 신경이 쓰입니다만.

치석을 제거해 주세요.

담배의 니코틴을 제거해 주세요.

충치에 박은 것이 빠져 버렸습니다.

치석이 쌓였습니다.

충치를 치료해 주세요.

이를 뽑습니까?

가능한 한 이를 뽑지 말아주세요.

가능한 한 뽑지 말아 주세요.

뽑지 않고 끝나는 방법은 없습니까?

뽑으면 치열이 나빠지지 않겠습니까?

한국에 돌아가고 이를 뽑을테니 응급 처치만 부탁합니다.

진통제를 받을 수 있습니까? 다음에는 한국에서 치료할 거기 때문에.

이 이를 뽑아 주세요.

치과

☞ 義歯を入れてください。
この穴に詰め物をしてください。
口を開けると痛みます。
口が閉まりません。
口の中に、腫れものがあります。
舌が腫れてしまいました。
口が粘々します。
口が乾燥しています。
口の中が乾いてザラザラします。
息が臭いです。
口の中が粘つき、口臭が強いです。
✚ 甘いものを食べすぎると虫歯になりますよ。
食後は、必ず歯磨きを励行して下さい。
口を大きく開けて『あァ』して下さい。
歯並びが良くないですよ。
痛いときには、右手（左手）を挙げて下さい。
虫歯が2本あります。
歯槽膿漏ですね。
歯茎から血や膿が出ていますよ。
歯と歯茎の間から出血していますよ。
虫に食われているようですね。

☞틀니를 넣어 주세요.

이 구멍을 때워 주세요.

입을 벌리면 아픕니다.

입이 닫히지 않습니다.

입안에 부은 것이 있습니다.

혀가 부어 버렸습니다.

입이 끈적끈적 합니다.

입이 건조합니다.

입속이 말라 까칠까칠 합니다.

입냄새가 납니다.

입속이 끈적거려 구취가 강합니다.

✢단 것을 과식하면 충치에 생겨요.

식후에는 반드시 양치질을 엄격하게 지켜 주세요.

입을 크게 열어「아」해 주세요.

치열이 좋지 않아요.

아플 때에는 오른손(왼손)을 들어 주세요.

충치가 2개 있습니다.

치조농루군요.

잇몸으로부터 피랑 고름이 나와 있어요.

이와 잇몸 사이에서 출혈이 있어요.

벌레 먹은 것 같네요.

치과

✚ このブリッジ（義歯）は、いつ頃入れましたか？
☞ 韓国を出発する前です。
　まだ口が痺れていますが、大丈夫ですか？
✚ あと一時間ほどしたら、麻酔が切れます。
　痛かったら、この痛み止めを飲んで下さい。
　抜かずに残しておきましょう。
　抜いた方がよさそうですね。
　これならまだ大丈夫です。治療して詰めておきましょう。

第3節　歯科での会話例

《虫歯》
✚ 朴志英さん、どうしましたか？
☞ 韓国で治療してきた歯が痛むんです。
✚ 抜いた方がよさそうですね？
☞ 痛み止めをいただけますか？
　あとは韓国で治療しますから。

《歯槽膿漏》
✚ どうされましたか？
✚ 痛みはありませんか？
☞ 歯茎から血が出るんです。
　それほど痛くはありませんが、硬いものを噛むと、ズキンと痛みます。
✚ このブリッジは、いつ頃入れましたか？

✚이 가공의치는 언제쯤 넣었습니까?

☞한국을 출발하기 전입니다.

　아직 입이 저리고 있습니다만, 괜찮습니까?

✚앞으로 1시간 정도 지나면 마취가 풀립니다.

　아프면 이 진통제를 먹어 주세요.

　뽑지 않고 남겨 둡시다.

　뽑는 것이 좋네요.

　이 정도라면 아직 괜찮습니다. 치료하고 때웁시다.

제3절　치과에서의 회화의 예문

《충치》

✚박지영씨, 무슨 일입니까?

☞한국에서 치료해 온 이가 아픕니다.

✚뽑는 것이 좋겠죠?

☞진통제를 받을 수 있습니까?

　다음에 한국에서 치료할 것이기 때문에.

《치조농루》

☞어떻게 하시겠습니까?

　통증은 없습니까?

✚잇몸으로부터 피가 나옵니다.

　그렇게 아프지는 않습니다만 딱딱한 것을 씹으면, 욱신욱신 아픕니다.

☞이것은 언제쯤 때웠습니까?

의료관광 일본어

✚ 歯茎に当たるところはありませんか？

☞ 1ヶ月前に韓国の歯科医院で治療しました。

　そうですね。気にはなっていたんですが、そのうち慣れるだろうと放っておきました。

✚ とにかく、治療しておきましょう。

✤잇몸에 닿는 곳은 없습니까?

☛1개월 전에 한국의 치과에서 치료받았습니다.

　그렇네요. 걱정하고 있었습니다만 곧 익숙해질 것이라고 방치했습니다.

✤어쨌든 치료해 둡시다.

第6章　消化器科

第1節　消化器科での重要単語

① 腹痛(ふくつう)　　② 胃痛(いつう)　　③ 消化不良(しょうかふりょう)
④ 胸焼け(むねやけ)　⑤ さし込み(こみ)　⑥ 吐き気(はけ)
⑦ 嘔吐(おうと)　　　⑧ 下痢(げり)　　　⑨ 便秘(べんぴ)
⑩ 血便(けつべん)　　⑪ 脱水症状(だっすいしょうじょう)　⑫ 胃液(いえき)

⑬ キリキリと痛(いた)む

第2節　消化器科での会話フレーズ(phrase)

✚ 症状(しょうじょう)は、どんなですか？

気(き)が付(つ)く限(かぎ)りの症状(しょうじょう)を挙(あ)げてみてください。

何(なに)か気(き)になることでも？

☞ 胃(い)の調子(ちょうし)が悪(わる)いです。

胃(い)がキューッと痛(いた)みます。

胃(い)がチクチクします。

胃(い)がキリキリ痛(いた)いです。

胃(い)がズキズキします。

胃(い)に圧迫(あっぱく)される感(かん)じがあります。

胃(い)が重(おも)たい感(かん)じです。

胃(い)に鈍痛(どんつう)があります。

胃(い)が刺(さ)すように痛(いた)いです。

제6장   소화기과

제1절   소화기과에서의 중요 단어

①복통　　　　　　　②위통　　　　　　　③소화불량

④가슴앓이　　　　　⑤위경련　　　　　　⑥구토

⑦구토　　　　　　　⑧설사　　　　　　　⑨변비

⑩혈변　　　　　　　⑪탈수증상　　　　　⑫위액

⑬찌르듯이 아프다

제2절   소화기과에서의 회화 표현(phrase)

✚증상은 어떻습니까?

　신경쓰이는 증상을 말해 보세요.

　무엇인가 걱정이 되는 것이라도?

☞위의 상태가 나쁩니다.

　위가 쿡 아픕니다.

　위가 콕콕 합니다.

　위가 찌르듯이 아픕니다.

　위가 욱신욱신 합니다.

　위에 압박받는 느낌이 있습니다.

　위가 무거운 느낌입니다.

　위에 둔통이 있습니다.

　위가 찌르듯이 아픕니다.

☞ 胃に膨らんだような感じがあります。

胃が何も受け付けません。

胃にいつも不快感があります。

胃の付近のしこりが気になります。（胃の付近を指差しながら）

胃の辺りが締め付けられるように痛いです。

食後に胃が痛くなります。

朝から何も食べていないのに、胃がもたれて食欲がないんです。

胃に持病があります。

胃が急に痛くなって血を吐きました。

お酒を飲んだ翌朝は、必ず胃が痛みます。

空腹になると胃が痛くなるので、診てください。

お腹が痛いです。

腹痛がします。

お腹がシクシク痛いです。

お腹がチクチク刺すように痛いです。

空腹でないのに、お腹がなりますが？

お腹がグーッと鳴ります。

腹が張って苦しいです。

上腹部に不快感があります。

お腹全体がギューッと絞られるように痛いです。

お腹が空くと、腹が痛くなります。

☞ 위가 부풀어 오른 것 같은 느낌이 있습니다.

위가 아무것도 받아들이지 않습니다.

위가 언제나 불쾌감이 있습니다.

위의 부근의 응어리가 마음에 걸립니다. (위의 부근을 가리키면서)

위의 부근이 조이듯 아픕니다.

식후에 위가 아파집니다.

아침부터 아무것도 먹지 않고 있는데도, 거북해서 식욕이 없습니다.

위에 지병이 있습니다.

위가 갑자기 아파져서 피를 토했습니다.

술을 마신 다음 날 아침은 반드시 위가 아픕니다.

공복시에 위가 아파지므로, 진찰해 주십시오.

배가 아픕니다.

복통이 납니다.

배가 콕콕 아픕니다.

배가 찌르듯이 아픕니다.

배가 고프지 않은데도, 배가 소리를 냅니다만.

배가 매우 소리를 냅니다.

배가 팽배해져서 괴롭습니다.

상복부에 불쾌감이 있습니다.

배 전체가 쿡 짜듯이 아픕니다.

배가 고프면 배가 아파집니다.

소화기과

☞ 下腹（下っ腹）が突っ張っています。

みぞおちが痛いです。

お腹が痛くて、吐き気がします。

慢性の腹痛に悩まされています。

わき腹の痛みが続いています。

お腹の上の辺りが圧迫されている感じです。

下痢気味です。

お腹をこわしました。

牛乳を飲むと、必ず下痢するんです。

血便があります。

便が硬い（軟い）のです。

消化不良です。

腹にガスがたまっています。

便通がありません。

便意はありますが出ません。

2・3日、便秘しています。

肉を食べると便秘するんです。

便秘が、なかなか治りません。

下剤を下さい。

便秘気味で、お腹がゴロゴロ鳴って困っています。

便秘と下痢を繰り返しています。

☞아랫배 근육이 땡기고 있습니다.

명치가 아픕니다.

배가 아프고 구역질이 납니다.

만성복통에 괴롭습니다.

옆구리의 통증이 계속되고 있습니다.

배 위의 부근이 압박되고 있는 느낌입니다.

설사 기미가 보입니다.

배탈 났습니다.

우유를 마시면, 반드시 설사합니다.

혈변이 있습니다.

변이 단단합니다(무릅니다).

소화불량입니다.

배에 가스가 찼습니다.

변통이 없습니다.

변통은 있습니다만 나오지 않습니다.

2·3일, 변비입니다.

고기를 먹으면 변비가 됩니다.

변비가 상당히 낫지 않습니다.

설사약을 주십시오.

변비 기미가 있어서 배가 우르르 울려서 곤란해하고 있습니다.

변비와 설사를 되풀이하고 있습니다.

✚ 熱はありますか？

熱が出たのはいつ頃からですか？

熱は、どれぐらいありますか？

どこか痛むところは？

今も痛みますか？

前に患ったことはありますか？

吐いたりすることはありませんか？

血を吐いたり、血痰が出たりしたことはありませんか？

血尿が出ることはありますか？

下痢はしませんか？

タバコは吸いますか？

お酒は飲みますか？

お酒を飲みすぎるということは、ありますか？

アルコールが入ると、食事を抜いたりするようなことはありませんか？

1日にどのくらい吸いますか？

1日にどのくらい飲みますか？

食欲はありますか？

具合が悪くなったのは、いつですか？

痛みが始まったのはいつですか？

気分が悪くなる前に、何を食べましたか？

尿の色に変化はありませんか？

✚ 열은 있습니까?

열이 난 것은 언제부터입니까?

열은 어느 정도 있습니까?

어딘가 아픈 곳은?

지금도 아픕니까?

전에 병을 앓은 적이 있습니까?

구토한 적은 없습니까?

피를 토하거나 혈담이 나온 적은 없습니까?

혈뇨가 나온 적은 있습니까?

설사는 하지 않습니까?

담배는 핍니까?

술은 마십니까?

과음한 적은 있습니까?

알코올이 들어오면 식사를 빠뜨리거나 한 적은 없습니까?

하루에 어느 정도 핍니까?

하루에 어느 정도 마십니까?

식욕은 있습니까?

상태가 나빠진 것은 언제입니까?

통증이 시작된 것은 언제입니까?

속이 메스껍기 전에 무엇을 먹었습니까?

소변 색에 변화는 없습니까?

소화기과

의료관광 일본어

✢ 体(からだ)がだるい感(かん)じはありますか？

動悸(どうき)が激(はげ)しくはありませんか？

健康診断(けんこうしんだん)をしたのは、いつですか？

何(なに)か常用(じょうよう)している薬(くすり)はありますか？

他(ほか)に目立(めだ)った症状(しょうじょう)はありませんか？

✚몸이 나른한 느낌은 있습니까?

심장이 몹시 두근거리지는 않습니까?

건강진단을 한 적은 언제입니까?

뭔가 상용하고 있는 약은 있습니까?

그 외에 눈에 띨 만한 병의 증상은 없습니까?

第7章　産婦人科

第1節　産婦人科での重要単語

① 生理（せいり）
② 生理痛（せいりつう）
③ 妊娠（にんしん）
④ つわり
⑤ 出産（しゅっさん）
⑥ 母子手帳（ぼしてちょう）
⑦ 陣痛（じんつう）
⑧ 分娩室（ぶんべんしつ）
⑨ 人工授精（じんこうじゅせい）
⑩ ピル
⑪ おりもの
⑫ 不感症（ふかんしょう）
⑬ 性欲（せいよく）
⑭ 陰部（いんぶ）
⑮ 炎症（えんしょう）
⑯ 性交（せいこう）
⑰ 性病（せいびょう）
⑱ 血便（けつべん）
⑲ 便秘（べんぴ）
⑳ 浣腸（かんちょう）

第2節　産婦人科での会話フレーズ（phrase）

☞ 今月、生理がありません。

生理が遅れています。

生理期間ではないのに出血します。

生理があったりなかったりします。

生理が不規則です。

生理で出血が多すぎるんですけど。

生理痛がひどいんです。

子供がほしいのですができません。

人工授精をしたいんですけど。

まだ子供は欲しくありません。

제 7 장   산부인과

제 1 절   산부인과에서의 중요 단어

① 생리　　　　　② 생리통　　　　　③ 임신
④ 입덧　　　　　⑤ 출산　　　　　　⑥ 임산부 수첩
⑦ 진통　　　　　⑧ 분만실　　　　　⑨ 인공 수정
⑩ 경구피임약　　⑪ 월경　　　　　　⑫ 불감증
⑬ 성욕　　　　　⑭ 음부　　　　　　⑮ 염증
⑯ 성교　　　　　⑰ 성병　　　　　　⑱ 혈변
⑲ 변비　　　　　⑳ 관장

제 2 절   산부인과에서의 회화 표현(phrase)

☞ 이번 달 생리가 없습니다.

　생리가 늦습니다.

　생리 기간은 아닌데 출혈합니다.

　생리가 있기도 하고 없기도 하고 합니다.

　생리가 불규칙합니다.

　생리로 출혈이 너무 많습니다만.

　생리통이 심합니다.

　아이를 갖고 싶습니다만 잘 되지 않습니다.

　인공 수정을 하고 싶은데.

　아직 아이는 갖고 싶지 않습니다.

☞ ピルを服用したいのですが。

✚ どのくらい生理が遅れていますか？

いつも生理は規則的ですか？

☞ 生理は２８日周期で規則正しい方です。

妊娠しているのか診てください。

貧血がひどいのですが。

悪阻がひどいです。

肩こりがひどいです。

のぼせるのですが。

手足が冷えます。

乳房が痛いです。

乳房にしこりがあります。

下腹部が痛いのですが。

妊娠したのでしょうか？

出産予定日はいつですか？

✚ おめでとうございます、妊娠３ヶ月です。

母子手帳は、いつも（常に）携帯してください。

生理不順のようです。

☞ 陣痛が始まりました。

陣痛が１０分毎にあります。

１０分：じっぷん・じゅっぷん

☛피임약을 복용했습니다만.

✚어느 정도 생리가 늦습니까?

　언제나 생리는 규칙적입니까?

☛생리는 28일 주기로 규칙적인 편입니다.

　임신했는지 진찰해 주세요.

　빈혈이 심합니다만.

　입덧이 심합니다만.

　어깨 결림이 심합니다만.

　현기증이 납니다만.

　손발이 시립니다.

　유방이 아픕니다.

　유방에 응어리가 있습니다.

　하복부가 아픕니다만.

　임신했습니까?

　출산예정일은 언제입니까?

✚축하합니다. 임신 3개월입니다.

　임산부 수첩은, 언제나 (항상) 휴대해주세요.

　생리불순 같습니다.

☛진통이 시작되었습니다.

　진통이 10분마다 있습니다.

　10분: 짓뿡 · 줏뿡

☞ 薬を塗った箇所がすごく痛いです。
　尿が出るとき、痛みを感じます。
　分娩後に出血がひどかったんですが。
　分娩後、下腹の痛みが続いているんですが。
　流産後、出血がひどいのです。
　下腹部に疼痛があります。
　　疼痛　：　ズキンズキンと痛むことです。
☞ おりものの量が多いのですが。
　陰部に痒みがあります。
　陰部にできものができているようです。
　性交するとき、とても痛いです。
　性器から出血します。
　出血が止まりません。
　性欲がありません。
　性感がありません。
　最近、不感症です。
　性病をうつされたのじゃないかと心配です。
　おりものが臭います。
　こしけが増えたんですが。
　　こしけ　：　白帯下の略で、女性生殖器から分泌される液体。生理的な
　　　　　　　ものと病的なものがあります。

☞약을 바른 부분이 아주 아픕니다.

　소변을 눌 때마다, 통증이 느껴집니다.

　분만 후에 출혈이 심했습니다만.

　분만 후, 아랫배 통증이 계속되고 있습니다만.

　유산 후, 출혈이 심합니다.

　하복부에 동통이 있습니다.

　　동통 : 욱신욱신, 쿡쿡 하는 통증입니다.

☞월경 양이 많습니다만.

　음부에 가려움이 있습니다.

　음부에 종기가 생긴 것 같습니다.

　성교할 때, 매우 아픕니다.

　성기에서 출혈합니다.

　출혈이 멈추질 않습니다.

　성욕이 없습니다.

　성감이 없습니다.

　최근, 불감증입니다.

　성병을 옮겼을까 걱정입니다.

　월경 중에 악취가 납니다.

　냉이 많아졌습니다만.

　　냉 : 백대하의 줄임말로 여성 생식기에서 분비되는 액체. 생리적인 것과
　　　　병적인 것이 있습니다.

☞陰部が痒いです。
　性器に痒みがあります。
　外陰部が痒いです。
　膣の周辺が痒いです。
✚陰部が炎症を起こしていますよ。
☞尿の色が濃いようです。
　排尿後スッキリしなくって、残尿感があります。
　日頃よりトイレの回数が増えました。
　尿意をひんぱんに催します。
　便が固いんです。
　血便が出ます。
　ひどい便秘で悩んでいます。
　もう、三日も便が出てません。
　下痢が止まりません。
　下痢と便秘が交代であります。
　浣腸してください、苦しいです。
　痔になったようです。

☛음부가 가렵습니다.

성기에 가려움이 있습니다.

외음부가 가렵습니다.

질 주위가 가렵습니다.

✚음부에 염증이 생겼습니다.

☛소변색이 진한 것 같습니다.

소변을 본 후 시원한 느낌 없이, 잔뇨감이 있습니다.

평소보다 화장실 가는 횟수가 많습니다.

소변을 보고 싶은 느낌이 자주 듭니다.

변이 단단합니다.

혈변이 나옵니다.

심한 변비로 괴롭습니다.

벌써 3일이나 변이 나오지 않습니다.

설사가 멈추지 않습니다.

설사와 변비가 교대로 일어납니다.

관장해 주세요 괴롭습니다.

치질이 생긴 것 같습니다.

第8章　整形外科

第1節　整形外科での重要単語

①打撲傷　　　　　②骨折　　　　　　③捻挫

④ギブス　　　　　⑤腰痛　　　　　　⑥ヘルニア

第2節　整形外科での会話フレーズ(phrase)

☛スキーで足を骨折したようです。

足首をひねりました。

足首を捻挫しました。

足をくじきました。

腕の骨を折りました。

階段で踏み外して、足首を挫きました。

野球で打撲傷を負いました。

体中、青あざだらけです。

首の筋を違えて首が回りません。

ぎっくり腰です。

腰痛がひどいです。

腰を伸ばそうとすると、ズキンと痛みます。

咳をしても腰が痛いです。

腰を抜かしました。

腰が痛くて、何もできません。

제 8 장   정형외과

제 1 절   정형외과에서의 중요 단어

① 타박상　　　　　② 골절　　　　　③ 염좌
④ 깁스　　　　　　⑤ 요통　　　　　⑥ 탈장

제 2 절   정형외과에서의 회화 표현(phrase)

☞ 스키 탈 때 다리가 골절 됐습니다.

발목이 비틀렸습니다.

발목을 삐었습니다.

다리를 접질렀습니다.

팔이 골절되었습니다.

계단에서 헛디뎌서, 발목을 접질렀습니다.

야구를 할 때 타박상을 입었습니다.

온 몸이 멍 투성이입니다.

목 근육을 삐어서 옴짝   못합니다.

급성 요통입니다.

요통이 심합니다.

허리를 펴려고 하면 욱신욱신 아픕니다.

기침을 해도 허리가 아픕니다.

허리가 삐어 일어서지 못합니다.

허리가 아파서, 아무것도 할 수 없습니다.

☞ 腰が痛くて動けません。
前かがみになったときに、急に痛みが走りました。
ゴルフのクラブを振っていて、突然、激痛がして動けなくなりました。
痛みが足に走ります。
足がしびれて歩けません。
関節がはずれました。
転んで肩の関節をはずしてしまいました。
関節が痛いです。
2・3年前に痛めた肘（膝・関節・・・）が、寒くなると痛みます。
歩くと足の付け根が痛みます。
朝、痛くて起き上がれないときがあります。
時々、ズキンとする痛みがあります。
我慢できない痛みではありません。
腕を脱臼したみたいです。
手を上げたり曲げたりできません。
押さえると、飛び上がるほど痛いです。
一時的に激痛がありましたが、今は平気です。
痛みは、それほどひどくはありません。
肩がこって我慢できません。
朝、起き掛けに肩が痛みます。
痛くて、手が後ろに回らないのです。

☞ 허리가 아파서 움직일 수 없습니다.

앞으로 구부정한 자세가 될 때에 바로 통증이 옵니다.

골프채를 휘두를 때 갑자기 격통이 생겨 움직일 수 없게 됩니다.

다리에 통증이 있습니다.

다리에 쥐가 나서 걸을 수 없습니다.

관절이 빠졌습니다.

굴러서 어깨 관절이 빠져 버렸습니다.

관절이 아픕니다.

2·3년전에 아팠던 팔꿈치(무릎·관절···)가 추워지면 아픕니다.

걸으면 다리의 허벅지 윗부분이 아픕니다.

아침에 아파서 일어날 수 없을 때가 있습니다.

때때로 욱신욱신하고 아플 때가 있습니다.

참을 수 없는 통증은 없습니다.

팔에 탈골이 일어난 것 같습니다.

손을 올리거나 구부리는 것이 되지 않습니다.

누르면 펄쩍 뛸 만큼 아픕니다.

일시적으로 격통이 있습니다만, 지금은 괜찮습니다.

통증은 그 정도로 심하지 않습니다.

어깨가 뻐근해서 참을 수 없습니다.

아침에 일어나자마자 어깨가 아픕니다.

아파서 손이 뒤로 돌아가지 않습니다.

☞ 手を伸ばすことができません。
　痛くて眠られないことが、ちょくちょくあります。
　痛くて寝つきが悪いときは、どうしたらいいでしょう？
　自動車事故でむち打ち症になりました。
　首が痛くて回せません。
　首が堅くなって動かせません。
　頭がガンガンします。
　少しむかつきます。
　吐き気がします。
　間接が全部、こり固まったように痛みます。
　手足が重たい感じがしますが、痛くはありません。
　寝違いしたようです。
　首を動かすと、ギクッとします。
　起きるときは、すごく痛みましたが、動かさなければ痛みません。
　無理やり動かすと、すごく痛いです。
　痛いというより、こり固まった感じです。
✚ 炎症は起こしてないですね。
　激しい運動は避けてください。
　重い物をもたないようにして下さい。
　体重を減らした方がいいですよ。
　先天的に骨が曲がっています。

☞손이 펴지지 않습니다.

아파서 잠을 잘 수 없는 경우가 가끔 있습니다.

아파서 잠이 잘 안 오는 때에는 어떻게 하면 좋습니까?

자동차 사고 때 경부에 장애를 입었습니다.

목이 아파서 돌릴 수 없습니다.

목이 경직되어서 움직이지 않습니다.

머리가 욱신욱신 합니다.

조금 화가 납니다.

구역질이 납니다.

관절 전부, 엉켜서 굳어진 것 같이 아픕니다.

손발에 묵직한 느낌이 있습니다만 아프지는 않습니다.

잠을 잘못 잔 것 같습니다.

목을 움직이면 뚝뚝하고 소리가 납니다.

일어날 때는 조금 아픕니다만 움직이지 않으면 아프지 않습니다.

무리해서 움직이면 조금 아픕니다.

아프다기 보다는 뻐근하다는 느낌입니다.

☞염증은 일어나지 않았습니다.

격한 운동은 피해주세요.

무거운 것을 들지 않도록 해 주세요.

체중을 줄이는 편이 좋습니다.

선천적으로 뼈가 구부러졌습니다.

의료관광 일본어

✚ 様子(ようす)を見(み)て、手術(しゅじゅつ)することになるでしょう。

ヘルニアです。

✢상태를 보고 수술 할 것인지를 정하는 거겠죠?

　탈장입니다.

第9章 脳神経外科

第1節　脳神経外科での重要単語

①痺れ　　　　　　②麻痺　　　　　　③関節
④筋肉痛　　　　　⑤感覚

第2節　脳神経外科での会話フレーズ(phrase)

☞足が痺れます。
手足が痺れます。
手足が麻痺しました。
腕や足がよく麻痺します。
片方の腕が、ときどき数分間しびれます。
腕や足の感覚がありません。
筋肉痛がひどいです。
肩が凝ります。
関節が、ズキズキと痛みます。
関節が痛いです。
腕を上げられません。
腕が伸ばせません。
顔がほてります。
顔が浮腫んでいます。
肩甲骨の辺りが痛みます。

제9장 뇌신경 외과

제1절 뇌신경 외과에서의 중요 단어
① 저림　　　　　　② 마비　　　　　　③ 관절
④ 근육통　　　　　⑤ 감각

제2절 뇌신경 외과에서의 회화 표현(phrase)

☞ 다리가 저립니다.

손발이 저립니다.

손발에 마비가 왔습니다.

팔과 다리에 자주 마비가 옵니다.

한쪽 팔이, 가끔 몇분간 저립니다.

팔과 다리의 감각이 없습니다.

근육통이 심합니다.

어깨가 뻐근합니다.

관절이 욱신욱신 아픕니다.

관절이 아픕니다.

팔이 올려지지 않습니다.

팔을 펼 수 없습니다.

얼굴이 뜨거워집니다.

얼굴이 부어올랐습니다.

견갑골의 근처가 아픕니다.

☞肩や背中のあちこちに痛みが走ります。
手足に筋肉が痛いです。
足が浮腫んでいます。
脚気で足が浮腫んでいます。
腕（指）がチクチクします。
持病のリウマチが再発しました。
こむらがえりを起こします。

　　腓返： ふくらはぎの筋肉が痙攣を起こすこと

✚四十肩（五十肩）です。
リュウマチです。
脚気です。
ただの筋肉痛です。心配要りません。

☛어깨와 등 여기저기에 통증이 있습니다.

손발에 근육이 아픕니다.

발이 부어있습니다.

각기병으로 다리가 부었습니다.

팔(손가락)이 따끔따끔합니다.

지병 류마티즘이 재발했습니다.

장딴지 경련을 일으켰습니다.

　　장딴지경련　　:　장딴지의 근육이 경련을 일으키는 것

✚40 대에 만성적으로 팔·어깨가 쑤시는 일입니다.

류마티즘입니다.

각기병입니다.

그저 근육통입니다. 걱정할 필요 없습니다.

第１０章　眼科

第１節　眼科での重要単語

① 視力
② 近視
③ 遠視
④ 乱視
⑤ 視力検査
⑥ 眼鏡
⑦ コンタクトレンズ
⑧ 疲れ目
⑨ 充血
⑩ 目やに
⑪ 色盲
⑫ 視野
⑬ 斜視

第２節　眼科での会話フレーズ(phrase)

☛ 視力を検査してください。
視力が落ちているようです。
視力は、どれくらいですか？
目が疲れやすいんです。
近視（近眼）です。
遠視です。
乱視です。
近くがよく見えません。
小さな字が読めません。
物がかすんで見えます。
物が二重に見えます。
物が歪んで見えます。

제10장   안과

제1절   안과에서의 중요 단어

①시력　　　　　　②근시　　　　　　③원시
④난시　　　　　　⑤시력 검사　　　　⑥안경
⑦콘택트렌즈　　　⑧피곤한 눈　　　　⑨충혈
⑩눈곱　　　　　　⑪색맹　　　　　　⑫시야
⑬사시, 사팔뜨기

제2절   안과에서의 회화 표현(phrase)

☞시력검사 해 주세요.

　시력이 떨어지고 있는 것 같습니다.

　시력은 어느 정도 입니까?

　눈이 지치기 쉽습니다.

　근시입니다.

　원시입니다.

　난시입니다.

　가까운 것이 잘 보이지 않습니다.

　작은 글자를 읽을 수 없습니다.

　물건이 희미하게 보입니다.

　물건이 이중으로 보입니다.

　물건이 비뚤어져 보입니다.

☛眼鏡をかけると頭痛がします。

目が痛いんです。

目が痛みます。

目が痛くなったり、頭痛がしたりします。

✚疲れ目です。

眼鏡の度数が合わないようです。

視力検査をした方がいいでしょう。

眼鏡が必要です。

コンタクトレンズにされたらどうでしょう。

☛目やにが出るんです。

目が充血しています。

涙が止まりません。

目が痒いです。

目がチクチクします。

目がヒリヒリします。

目がズキズキします。

目が赤く充血して痛いです。

痛くて目を開けていられません。

目を閉じるときに痛いです。

目に何か入りました。

瞼が痙攣します。

☛色の区別（識別）ができません。

☞안경을 쓰면 두통이 있습니다.

눈이 아픕니다.

눈이 아픕니다.

눈이 아프거나 두통이 나곤 합니다.

✚피곤한 눈입니다.

안경 도수가 맞지 않는 것 같습니다.

시력검사를 하는 편이 좋겠지요?

안경이 필요합니다.

콘택트렌즈를 끼면 어떨까요?

☞눈곱이 낍니다.

눈이 충혈되었습니다.

눈물이 멈추지 않습니다.

눈이 가렵습니다.

눈이 따끔따끔합니다.

눈에 통증이 느껴집니다.

눈이 욱신욱신합니다.

눈이 빨갛게 충혈되어 아픕니다.

아파서 눈을 뜰 수가 없습니다.

눈을 감을 때에 아픕니다.

눈에 무엇인가 들어갔습니다.

눈꺼풀에 경련이 일어납니다.

☞색 구별(식별)이 되지 않습니다.

物が違った色に見えるんです。

目の中に虹が見えます。

目が痒いんです。

✚色盲です。

疲れ目ですね。

かすみ目ですね。

☞目がゴロゴロします。

目が曇っています。

目が熱っぽく感じます。

まぶしくて涙が出ます。

夜になると目が見えません。

視野がかすみます。

目の中にチラチラする（キラキラ光る）ものが見えます。

さかさまつ毛と思いますが、何度抜いても出てきて痛いんです。

目を開けていられません。

目やにがたまります。

目やにで瞼がくっつきます。

ものが小さく見えます。

ものがゆがんで見えます。

遠くがぼやけて見えます。

☞遠くのものが、かすんで見えます。

물건 색이 다른 색으로 보입니다.

눈 안에 무지개가 보입니다.

눈이 가렵습니다.

✚색맹입니다.

피곤에 지친 눈이네요.

눈이 침침해졌네요.

☞눈 앞이 뱅뱅 돕니다.

눈이 흐릿합니다.

눈에 열이 있는 느낌입니다.

눈부셔서 눈물이 납니다.

밤이 되면 눈이 보이지 않습니다.

시야가 희미합니다.

눈앞에 깜박깜박하는 (반짝반짝 빛나는) 것이 보인다.

반대로 난 속눈썹이라고 생각합니다만, 몇 번이나 뽑아도 다시 나서 아픕니다.

눈을 뜰 수가 없습니다.

눈곱이 쌓입니다.

눈곱에 속눈썹이 달라 붙습니다.

물건이 작게 보입니다.

물건이 삐뚤어져 보입니다.

멀리 있는 것이 희미하게 보입니다.

☞멀리 있는 것이 흐릿하게 보입니다.

안과

ものが二重に見えます。

近くのものを見ると、目が疲れます。

물건이 이중으로 보입니다.

멀리 있는 것을 보면 눈이 피로합니다.

第１１章　精神科・心療内科・神経科

第1節　精神科・心療内科・神経科での重要単語

① 不眠症　　　　　② 熟睡　　　　　　③ 神経
④ 悪夢　　　　　　⑤ 睡眠剤　　　　　⑥ 臆病
⑦ 緊張　　　　　　⑧ 自殺　　　　　　⑨ 対人恐怖症
⑩ 忍耐力　　　　　⑪ 躁うつ病　　　　⑫ むら気
⑬ 恐れる（怖がる）⑭ おびえる　　　　⑮ いらいらする
⑯ 不安　　　　　　⑰ 眠れない　　　　⑱ 幻覚
⑲ 孤独　　　　　　⑳ 集中する

第2節　精神科・心療内科・神経科での会話フレーズ(phrase)

☞ 夜、寝付けないのですが、不眠症でしょうか？

不眠症に悩んでいます。

夜中に、度々目が覚めます。

眠りが浅いようです。

夜眠れません。

不眠が続いています。

夜中に何回も目が覚めるんです。

神経が高ぶって、なかなか眠れません。

毎晩、悪い夢（悪夢）を見るんですが。

いつも意識がもうろうとしています。

제11장 정신과·심료내과·신경과

제1절 정신과·심료내과·신경과에서의 중요 단어

① 불면증　　　　② 숙면　　　　　③ 신경
④ 악몽　　　　　⑤ 수면제　　　　⑥ 겁쟁이
⑦ 긴장　　　　　⑧ 자살　　　　　⑨ 대인 공포증
⑩ 인내력　　　　⑪ 조우울증　　　⑫ 변덕
⑬ 무서워한다　　⑭ 겁내다　　　　⑮ 초조하다
⑯ 불안　　　　　⑰ 잘 수 없다　　⑱ 환각
⑲ 고독　　　　　⑳ 집중하다

제2절 정신과·심료내과·신경과에서의 회화 표현(phrase)

☞ 밤에 잠들 수 없습니다만 불면증입니까?

불면증에 고민하고 있습니다.

한밤 중에 종종 깨어납니다.

선잠을 자는 것 같습니다.

밤에 잘 수 없습니다.

불면증이 계속 되고 있습니다.

한밤 중에 몇 번이나 깨어납니다.

신경이 예민해져서 좀처럼 잘 수 없습니다.

매일 저녁 나쁜 꿈(악몽)을 꿉니다만.

언제나 의식이 몽롱합니다.

☛悪い夢ばっかり見ます。

いつも寝苦しいです。

睡眠剤を処方して下さい。

すぐ怒るようになりました。

怒りっぽくなりました。

イライラします。

ムシャクシャします。

すぐカーッとなります。

感情の起伏が激しいです。

忌々しい感じを抱きます。

全てが忌まわしいです。

全てが空しいです。

何事にも、胸糞が悪いと感じるんです。

欲求不満です。

不愉快です。

じれったいのです。

うっとうしいのです。

近頃、気が短くなりました。

臆病になりました。

恐ろしいのです。

いつもビクビクしています。

いつもクヨクヨしています。

☞악몽만 꿉니다만.

언제나 잠들기 어렵습니다.

수면제를 처방해 주세요.

쉽게 화내게 되었습니다.

화를 잘 내는 성격이 되었습니다.

초조합니다.

부글부글(기분이 뒤틀리는 모양)합니다.

금방 화를 냅니다.

감정 기복이 심합니다.

분한 감정을 가지고 있습니다.

모든 게 불길합니다.

모든 게 공허합니다.

만사, 기분이 나쁘다고 느낍니다.

욕구불만입니다.

불쾌합니다.

속이 탑니다.

울적하고 답답합니다.

요즈음, 성격이 성급하게 변했습니다.

겁쟁이가 되었습니다.

걱정스럽습니다.

언제나 불안·공포에 떨고 있습니다.

언제나 사소한 일을 자꾸 걱정하고 있습니다.

クサクサしています。
わずらわしいのです。
憂鬱なんです。
気が重いです。
☞ 何をする気も起きないんです。
何をやっても気乗りがしません。
何をしても一生懸命になれません。
忍耐力がないんです。
何をやっても集中できないんです。
何をしても緊張するんですが。
いつも緊張しています。
打ちひしがれています。
ぼんやりしています。
自殺したくなるときがあります。
死にたいです。
自殺したいです。
生きていくのが、とても辛いです。
人生がいやになりました。
妄想がひどいのです。
幻覚症状（幻聴症状）をきたしています。
対人恐怖症がひどいです。
人と話すのが怖いです。

마음이 울적합니다.

번거롭습니다.

우울합니다.

변덕스럽습니다.

☞무엇을 할 기분도 나지 않습니다.

무엇을 해도 마음이 내키지 않습니다.

무엇을 해도 열심히 되지 않습니다.

인내력이 없습니다.

무엇을 해도 집중이 되지 않습니다.

무엇을 해도 긴장합니다만.

언제나 긴장합니다.

절망에 처해 있습니다.

멍하게 있습니다.

자살하고 싶을 때가 있습니다.

죽고 싶습니다.

자살하고 싶습니다.

살아갈 수 있을까, 정말 괴롭습니다.

인생이 싫어졌습니다.

망상이 심합니다.

환각증상(환청증상)을 초래했습니다.

대인공포증이 심합니다.

사람과 이야기하는 것이 무섭습니다.

☞ いつも不安です。

不安感がいつもあります。

呪われている感じがします。

やりきれないのです。

何でも、すごく気になるんです。

躁鬱病ではないでしょうか？

自分自身が信じられないのです。

すべてを空虚に思ってしまうんです。

すべてを空しく（虚しく）思ってしまうんです。

むら気があるんです。

気持ちがふさぎこんでいます。

不機嫌な状態が続いています。

自信が出ません。

どうしても元気が出ません。

いたたまれません。

頭が重苦しいのです。

顔が引きつります。

いつも緊張しています。

何でも気味が悪く感じます。

些細なことが気になって仕方がありません。

つまらないことばっかり気にします。

自分のすることが、はがゆくなります。

☞언제나 불안합니다.

불안감이 언제나 있습니다.

몹시 원망하고 있는 기분이 듭니다.

참을 수 없습니다.

무엇이든, 굉장히 걱정이 됩니다.

조울증은 없습니까?

자기자신을 믿지 않습니다.

모든 것을 공허하게 생각해 버립니다.

모든 것을 허무하게 생각해 버립니다.

변덕스러움이 있었습니다.

기분이 우울합니다.

기분이 언짢은 상태가 계속되고 있습니다.

자신이 없습니다.

어떻게 하든 힘이 나지 않습니다.

참을 수 없습니다.

머리가 답답합니다.

얼굴에 경련이 납니다.

언제나 긴장하고 있습니다.

뭐든지 나쁘게 느끼는 경향입니다.

사소한 일에 신경이 쓰여 방법이 없습니다.

시시한 것만 신경이 쓰입니다.

자신이 하는 일이 뜻대로 되지 않아 조바심이 납니다.

☛ 私の話は、回りくどいようです。
他人が自分の悪口を言っているような気がします。
私には、何もかもが馬鹿らしく思えます。
人とおしゃべりができません。
いつも酒を飲まずにはいられません。
子供がいつもぼんやりしているんですが。
子供がよく寝ぼけます。
子供に友達ができなくって、自分のカラの中に閉じこもっています。
子供の寝言（うわごと）がひどいのです。
子供のしゃべることが支離滅裂なんです。
子供が発作を起こします。
子供が作り話ばっかりします。
子供が急にやつれてしまいました。

☞나의 이야기는 돌려 말해서 답답하다.

타인이 자신의 욕을 하고 있는 것 같은 느낌이 듭니다.

나에게는 무엇이든 어리석게 생각됩니다.

사람과 이야기를 할 수 없습니다.

언제나 술을 마시지 않고는 있을 수 없습니다.

아이가 언제나 멍하게 있습니다만.

아이가 자주 잠에서 깨어 멍하게 있습니다.

아이에게 친구가 생기지 않고, 자신의 틀 안에서 두문불출하고 있습니다.

아이의 잠꼬대가 심합니다.

아이가 말하는 것이 지리멸렬(갈피를 잡을 수 없음)입니다.

아이가 발작을 일으킵니다.

아이가 지어낸 이야기만 합니다.

아이가 갑자기 야위어버렸습니다.

第１２章　皮膚科

第１節　皮膚科での重要単語

① 湿疹　　　　　　② にきび　　　　　　　③ 吹き出物
④ 頭皮　　　　　　⑤ アレルギー症　　　　⑥ 発疹
⑦ 水虫　　　　　　⑧ 凍傷　　　　　　　　⑨ 日焼け
⑩ 水疱　　　　　　⑪ おでき（できもの）　⑫ 霜焼け
⑬ 紅斑　　　　　　⑭ ニキビ　　　　　　　⑮ 化膿
⑯ 腋臭　　　　　　⑰ 肌荒れ　　　　　　　⑱ じんましん
⑲ ウオノメ　　　　⑳ 痣

第２節　皮膚科での会話フレーズ(phrase)

☛アイロンで火傷をしました。

水虫がひどいのです。

首にたむしができました。

以前、病院でアレルギー症と言われました。

肌が過敏症です。

湿疹ができました。

背中に湿疹ができました。

発疹ができました。

　　湿疹　：　皮膚表層の炎症のことです。

　　発疹　：　皮膚にできる小さい吹き出物のことです。

제12장 피부과

제1절 피부과에서의 중요 단어

① 습진
② 여드름
③ 좁쌀 같은 부스럼
④ 두피
⑤ 알레르기
⑥ 발진
⑦ 무좀
⑧ 동상
⑨ 썬탠
⑩ 수포
⑪ 부스럼
⑫ 동상
⑬ 붉은 반점
⑭ 여드름
⑮ 화농
⑯ 암내
⑰ 피부가 거칠어짐
⑱ 두드러기
⑲ 티눈
⑳ 멍

제2절 피부과에서의 회화 표현(phrase)

☞ 다리미로 화상을 입었습니다.

무좀이 심합니다.

목에 백선(버짐의 한 가지)이 생겼습니다.

이전에 병원에서 알레르기라고 들었습니다.

피부가 예민합니다.

습진이 생겼습니다.

등에 습진이 생겼습니다.

발진이 생겼습니다.

      습진 : 피부 표층의 염증입니다.

      발진 : 피부에 생기는 작은 부스럼입니다.

☞ 紫外線を浴びると皮膚が真っ赤に焼けるんです。

　吹き出物ができました。

　唇の両端にできもののようなものがあります。

　お尻におできができました。

　にきびが治りません。

　頭皮が痒くて、頭垢がたくさん出ます。

　フケが多いのです。

　凍傷で耳をやられました。

　手の霜焼けがひどいです。

　海水浴でひどい日焼けをしました。

　手のひらに水疱ができました。

　顔に紅斑ができました。

　　紅斑　：　紅色の斑紋で別名「あかまだら」ともいい、皮膚の血管の充血に
　　　　　　　よって生じた赤い斑紋のことです。

☞ 口の中に小さな潰瘍ができています。

　　潰瘍　：　体面或いは口腔内面の一部が、ただれくずれることです。
　　　　　　　口腔は、慣用読みで「こうくう」とも読みます。

☞ にきびが治りません。

　虫に腕を刺されました。

☞자외선을 쐬면 피부가 빨갛게 탑니다.

부스럼이 생겼습니다.

입술 양 끝에 부스럼 같은 것이 있습니다.

엉덩이에 종기가 생겼습니다.

여드름이 낫지 않습니다.

두피가 가렵고 비듬이 많이 생깁니다.

비듬이 많습니다.

동상으로 귀를 다쳤습니다.

손에 동상이 심합니다.

해수욕에서 심한 화상을 입었습니다.

손바닥에 수포가 생겼습니다.

얼굴에 붉은 반점이 생겼습니다.

　붉은 반점 　: 홍색 얼룩무늬로 별명「빨간 반문」이라고도 한다. 피부의 혈관 충혈에 의해서 생기는 빨간 반문이다.

☞입 안에 작은 궤양이 생겨있습니다.

　궤양 : 체면 또는 구강내면의 일부가, 짓무르고 허는 것이다. 구강은 관용읽기로「코우쿠우(こうくう)」라고도 읽는다.

☞여드름이 낫지 않습니다.

벌레가 팔을 물었습니다.

☞ ブヨに刺されました。

　　ブヨ　：　ブユの別称。蚋・蟆子は、ハエに似た小さな昆虫で、人畜から
　　　　　　吸血し、刺されると痒く不快です。

☞ 化粧品でかぶれました。
　子供の汗疹がひどいのです。
　体中に発疹があります。
　面疔ができました。

　　面疔　：　皮膚の深部および皮下に生ずる腫れ物のことを「疔」といい
　　　　　　顔面に生じるものを面疔といいます。激痛を感じ膿が生じます。

☞ 傷がただれました。
　傷が化膿しました。
　腋臭がひどいのです。
　体毛が多すぎるんですが。
　抜け毛（脱毛）がひどいのです。
　肌荒れがひどいです。
　唇がカサカサです。
　黒子をとりたいのですが。
　痣をとってください。
　魚の目をとってくださ。

☞벌레에게 물렸습니다.

　　벌레 : 벌레의 별칭. 벌레는 파리랑 비슷한 작은 곤충으로, 사람과 곤충의 피를 빨고 물리면 가렵고 불쾌합니다.

☞화장독이 올랐습니다.
아이 땀띠가 심합니다.
몸 전신에 발진이 있습니다.
면정(부스럼)이 생겼습니다.

　　면정 : 피부의 심부 및 피하에 생긴 종기, 부스럼을 「정」이라고 말하고 얼굴에 생기는 것을 면정이라고 말합니다. 격통을 느끼며 고름이 생깁니다.

☞상처가 짓물렀습니다.
상처가 곪았습니다.(화농)
암내가 심합니다.
몸에 털이 너무 많습니다만.
탈모가 심합니다.
피부가 너무 거칩니다.
입술이 까칠까칠 합니다.
점을 뽑고 싶습니다만.
멍을 없애주세요.
티눈을 제거해 주세요.

魚の目 ： 表皮の角質層の一部が肥厚増殖して真皮内に深く入り込んだものです。これを圧迫すると激痛を覚えます。足の裏・指や手のひら等に生じます。鶏眼とも表記します。

☞ じんましんがひどいのです。
　魚（貝）を食べると、いつも酷いじんましんにかかります。
　魚アレルギーです。
　痒みが止まりません。
　痒くてたまりません。
　全身が痒いです。
　体中が痒いです。
　背中が痒いです。

티눈 : 피부의 각질층의 일부가 비후증식해서 진피내에 깊이 들어가 박힌 것입니다. 이것을 압박하면 격통을 느낍니다. 발바닥·발가락, 손가락이나 손바닥 등에 생기는 것입니다. 티눈이라고 표기 합니다.

☞두드러기가 심합니다.

생선(조개)을 먹으면 언제나 심한 두드러기가 생깁니다.

생선 알레르기 입니다.

가려움이 멈추지 않습니다.

가려워서 참을 수 없습니다.

전신이 가렵습니다.

몸 전체가 가렵습니다.

등이 가렵습니다.

第１３章　耳鼻咽喉科

第１節　耳鼻咽喉科での重要単語

① 耳垢（みみあか）
② 耳鳴り（みみなり）
③ 鼻水（はなみず）
④ 鼻炎（びえん）
⑤ 蓄膿症（ちくのうしょう）
⑥ 咳（せき）
⑦ 痰（たん）
⑧ 鼻血（はなぢ）
⑨ 扁桃腺（へんとうせん）
⑩ 口内炎（こうないえん）
⑪ 咽頭（いんとう）
⑫ 唾液（だえき）
⑬ 口臭（こうしゅう）

第２節　耳鼻咽喉科での会話フレーズ(phrase)

《耳》

☞ 耳がよく聞こえません。

耳が炎症を起こしていないでしょうか？

耳鳴りがします。

突然に耳鳴りが始まりました。

耳が痛いです。

耳が疼いて痛いです。

耳がキリキリ痛みます。

両耳が我慢できないくらいズキズキ痛みます。

両方の耳が、ゴロゴロ鳴ります。

鼻をかむと耳鳴りがします。

物を噛むと耳が痛いです。

제13장   이비인후과

제1절   이비인후과에서의 중요 단어

① 귀지   ② 귀 울림   ③ 콧물
④ 비염   ⑤ 축농증   ⑥ 기침
⑦ 담(가래)   ⑧ 코피   ⑨ 편도선
⑩ 구내염   ⑪ 인두   ⑫ 타액, 침
⑬ 구취

제2절   이비인후과에서의 회화 표현(phrase)

《귀》

☛ 귀가 잘 들리지 않습니다.

귀에 염증이 생기지 않았나요?

귀 울림이 들립니다.

돌연, 귀 울림이 시작되었습니다.

귀가 아픕니다.

귀가 쑤시고 아픕니다.

귀가 찌르듯이 아픕니다.

양쪽 귀가 참을 수 없을 정도로 욱신욱신 아픕니다.

양쪽 귀가 삥삥 울립니다.

코를 풀면 귀 울림이 생깁니다.

물건을 씹으면 귀가 아픕니다.

☞ 枕に触れただけで、耳が痛いです。
泳いで耳に水が入りました。
耳に何か入りました。
耳に虫が入りました。
耳に小さな虫が入って取れません。
最近、耳が遠くなった気がします。
友達に耳を引っ張られたら、激痛が走りました。
耳にボーンと低い音がして、塞がれたような感じで聞こえにくいです。
耳がふさがった感じで、自分の声が大きく聞こえます。
耳垂れが出ます。
耳から膿が出ます。
耳たぶの付け根が腫れています。
子供が、２日前から耳が痛いといっています。
✚ 耳垢がたまっていますよ。
耳から膿が出ています。

《鼻》

☞ 鼻がムズムズします。
鼻がムズムズして鼻水が出ます。
鼻がムズムズしてクシャミが止まりません。
鼻が詰まって呼吸が苦しいです。
鼻が詰まって眠れません。

☞베개에 닿은 것만으로, 귀가 아픕니다.

헤엄치다가 귀에 물이 들어갔습니다.

귀에 무엇인가 들어갔습니다.

귀에 벌레가 들어갔습니다.

귀에 작은 벌레가 들어가서 빠지지 않습니다.

최근에 귀가 잘 들리지 않게 된 느낌이 듭니다.

친구가 귀를 잡아 당기면 격통이 밀려 옵니다.

귀에 펑하고 저음소리가 나고 막힌 것 같은 느낌으로 잘 들리지 않습니다.

귀가 막힌 것 같은 느낌으로 자기소리가 크게 들립니다.

귀에서 고름이 나옵니다.

귀에서 고름이 나옵니다.

귓볼이 부어 있습니다.

아이가 2일 전부터 귀가 아프다고 합니다.

✚귀지가 쌓여 있습니다.

귀에서 고름이 나옵니다.

《코》

☞코가 근질근질 합니다.

코가 근질근질해서 콧물이 나옵니다.

코가 근질근질해서 재채기가 멈추지 않습니다.

코가 막혀서 호흡하기가 힘듭니다.

코가 막혀서 잠을 잘 수가 없습니다.

☞鼻が詰まって、頭まで痛くなります。
鼻をかみすぎて、鼻がヒリヒリして痛いです。
鼻づまりが続いて、いつも鼻をかんでいなければなりません。
鼻づまりが、左右交互にきます。
鼻をかむと耳にキーンと響きます。
鼻の中が痒い感じです。
毎朝、鼻血が出ます。
ひどく鼻血が出ます。
匂いが嗅ぎにくく、頭痛もします。
✢鼻を軽くかんでみて下さい。
鼻炎です。
蓄膿症です。

《咽喉・のど》
☞のどが痛いです。
のどが腫れています。
水を飲んでも痛いです。
水が飲みにくく、耳にも痛みが響きます。
食べ物を飲み込むときにのどが痛いです。
咳が出てのどが痛いです。
魚の骨がのどに刺さりました。
のどに何か引っかかっています。

☞코가 막혀서 머리까지 아픕니다.

코를 너무 풀어서 코가 따끔따끔하니 아픕니다.

코막힘이 계속되어, 언제나 코를 풀지 않으면 안됩니다.

코막힘이 좌우 번갈아 옵니다.

코를 풀면 귀에 윙윙 거리며 울립니다.

코 안이 가려운 느낌입니다.

매일 아침, 코피가 납니다.

코피가 심하게 납니다.

냄새를 맡기 힘들고 두통도 납니다.

✥코를 가볍게 풀어봐 주세요.

비염입니다.

축농증입니다.

《목구멍》

☞목구멍이 아픕니다.

목구멍이 부어있습니다.

물을 마셔도 아픕니다.

물을 마시기 어렵고 귀에 통증도 옵니다.

먹는 것을 삼킬 때에 목구멍이 아픕니다.

기침이 나오고 목구멍이 아픕니다.

생선 뼈가 목구멍을 찌릅니다.

목구멍에 무엇인가 할퀴고 있습니다.

☛のどが渇きます。
のどがカラカラです。
のどがヒリヒリします。
のどがチクチク痛みます。
声がかれて、のどが痛いです。
痰がのどに詰まります。
のどがいがらっぽいです。
のどに不快感があります。
咽頭部に不快感があります。
のどに詰まった感じがします。
のどに何か詰まっているような感じがします。
のどに異物感があります。
のどに魚の骨が刺さりました。
のどに痛みや不快感があります。
痰がのどにからみます。
痰が引っかかっている感じがします。
唾を飲んでも痛いです。
唾を飲むのも苦しいです。
物を飲み込むときに、とっても痛いです。
のどの奥の方が痒くてムズムズします。
扁桃腺が腫れています。
扁桃腺が腫れているようです。

☞목구멍이 마릅니다.

목구멍이 바싹 말랐습니다.

목구멍이 따끔따끔 합니다.

목구멍이 따끔따끔 아픕니다.

목소리가 쉬어서 목구멍이 아픕니다.

담이 목구멍에 가득 찼습니다.

목구멍이 맵싸합니다.

목구멍에 불쾌감이 있습니다.

인두부에 불쾌감이 있습니다.

목구멍이 가득 찬 느낌이 듭니다.

목구멍에 뭔가 가득 찬 거 같은 느낌이 듭니다.

목구멍에 이물감이 있습니다.

목구멍에 생선 뼈가 박혔습니다.

목구멍에 통증과 불쾌감이 있습니다.

담이 목구멍에 걸렸습니다.

담이 엉켜있는 느낌이 듭니다.

침을 삼키면 아픕니다.

침을 삼키면 괴롭습니다.

음식을 삼킬 때에 매우 아픕니다.

목구멍 안쪽이 아렵고 근질근질합니다.

편도선이 부어있습니다.

편도선이 부어있는 것 같습니다.

이비인후과

《口》
- 口の中がムズムズして咳が出ます。

むせるような咳が出ます。

口が粘々します。

血の混じった痰が出ます。

痰がよく出ます。

薄い痰が出ます。

濃い痰が出ます。

唾液が多く出て、口の中が熱く感じます。

口臭がひどくて、酢っぱいものや辛いものがしみます。

口内炎ができました。

唇の内側（歯茎・舌）に口内炎ができて、食事のときしみて痛いんです。

口が開けにくいのですが。

声がかすれます。

声がかれます。

声を出しすぎると、直ぐ声がかれます。

✢ 扁桃腺が腫れていますよ。

唇の内側に口内炎ができています。

《입》

☞입 안이 간질간질 해서 기침이 나옵니다.

　숨이 막힐 것 같이 기침이 나왔다.

　입이 끈적끈적 합니다.

　피가 섞인 담이 나옵니다.

　담이 자주 나옵니다.

　묽은 담이 나옵니다.

　짙은 담이 나옵니다.

　침을 많이 뱉고 입 안이 뜨거운 느낌입니다.

　구취가 심하고 신 거나 매운 것이 스며듭니다.

　구내염이 생겼습니다.

　입술 안쪽(잇몸・혀)에 구내염이 생겨서 식사 때 스며들어 아픕니다.

　입을 벌리기 힘듭니다만.

　목소리가 쉽니다.

　목소리가 쉽니다.

　말을 많이 하면 곧 목소리가 쉽니다.

✢편도선이 부어있습니다.

　입술 안쪽에 구내염이 생겼습니다.

이비인후과

第14章　小児科

第1節　小児科での重要単語

① 母乳（ぼにゅう）
② 流動食（りゅうどうしょく）
③ 扁桃腺（へんとうせん）
④ 鼻水（はなみず）
⑤ 鼻血（はなぢ）
⑥ 汗疹（あせも）
⑦ 発疹（はっしん）
⑧ 発作（ほっさ）
⑨ 痙攣（けいれん）
⑩ 解熱剤（げねつざい）
⑪ ひきつけ

第2節　小児科での会話フレーズ(phrase)

☛ 子供が風邪を引きました。

　子供が何を食べても吐くんです。

　子供に食欲がありません。

　子供が下痢をしました。

　呼吸が苦しそうです。

　鼻が詰まっています。

　鼻水がよく出ます。

　鼻血が出ます。

　扁桃腺が腫れています。

　耳に炎症を起こしています。

✚ お子さんは、母乳ですか、流動食ですか？

☛ 流動食を食べさせております。

　子供が, この頃いつも泣いてばっかりです。

제14장   소아과

제1절   소아과에서의 중요 단어

① 모유　　　　　② 유동식　　　　　③ 편도선
④ 콧물　　　　　⑤ 코피　　　　　　⑥ 땀띠
⑦ 발진　　　　　⑧ 발작　　　　　　⑨ 경련
⑩ 해열제　　　　⑪ 경련

제2절   소아과에서의 회화 표현(phrase)

☞ 아이가 감기에 걸렸습니다.
　아이가 무엇을 먹어도 토합니다.
　아이에게 식욕이 없습니다.
　아이가 설사를 했습니다.
　호흡이 괴로운 듯 합니다.
　코가 막혀 있습니다.
　콧물이 많이 나옵니다.
　코피가 나옵니다.
　편도선이 부어 있습니다.
　귀에 염증을 일어났습니다.
✚ 자녀분은 모유입니까? 유동식입니까?
☞ 유동식을 먹이고 있습니다.
　아이가 요즘 언제나 울고만 있습니다.

☞ 子供が、時々、痙攣を起こすんですが。

子供が震えて、ひきつけを起こします。

急に意識をなくしたんですけど。

この子が急に意識を失ってしまいました。

体が震えています。

痙攣を起こして、震えています。

目が引きつり、手足を突っ張って、震えています。

子供が1年過ぎたのに、まだ歩けません。

体重が平均より5キログラムも少ないです．

✚ お子さんが過去に発作を起こしたことはありますか？

☞ 初めてですが、どうしたらいいですか？

子供は、大丈夫でしょうか？

いつも通り食べさせてもいいですか？

体を温かくした方がいいでしょうか？

子供に解熱剤を飲ませてもいいでしょうか？

全身が痒いみたいです。

子供に汗疹ができました。

首に発疹ができています。

発疹がひどいのです。

湿疹がひどいのです。

子供の目に斑点があります。

☛아이가 가끔 경련을 합니다만.

아이가 흔들며 경련을 합니다.

갑자기 의식을 잃었습니다만.

이 아이가 갑자기 의식을 잃어버렸습니다.

몸이 떨립니다.

경련을 일으켜 떨고 있습니다.

눈에 경련, 손발이 땅기며 떨고 있습니다.

아이가 1년 지났는데도 불구하고 아직 걷지 못합니다.

체중이 평균보다 5kg이나 적습니다.

✠자녀분이 과거에 발작을 한 적이 있습니까?

☛처음입니다만, 어떻게 하면 좋을까요?

아이는 괜찮습니까?

언제나 먹이던 대로 먹여도 괜찮습니까?

몸을 따뜻하게 하는 편이 좋을까요?

아이에게 해열제를 먹여도 괜찮습니까?

전신이 가려운 것 같습니다.

아이에게 땀띠가 생겼습니다.

목에 발진이 생겼습니다.

발진이 심합니다.

습진이 심합니다만.

아이의 눈에 반점이 있습니다.

☛ 痛痒そうです。
とても痒そうです。
赤い発疹が体中にできました。
顔に発疹が出て、熱も３８度５分あります。
首と胸に発疹がいっぱい出ています。
突然、体中にブツブツが出ました。
首の周りにブツブツが出来ているようです。
全身に汗疹のようなものが出来ています。
怪我もしていないのに、体のあちこちが痛いそうです。
しょっちゅう、どこかが痛むらしいです。
血尿が出て、ビックリしました。
排尿のあと痛がって泣きます。
生まれて１ヶ月になるのに、黄疸が消えません。
おたふく風邪にかかったようです。
子供がひきつけを起こしました。
口を開けて苦しそうにしています。
子供の首のリンパ腺が腫れています。
食べ物がのどを通るとき、痛いそうです。
のどがいつもピーピー鳴っています。
もう何日も咳が止まりません。
発作的に咳き込んだりするので心配です。

☛아프고 가려운 것 같습니다.

매우 가려운 것 같습니다.

붉은 발진이 온 몸에 생겼습니다.

얼굴에 발진이 생기고, 열도 38.5도입니다.

목과 가슴에 발진이 많이 생겼습니다.

갑자기 온 몸에 두드러기가 났습니다.

목 주위에 두드러기가 생긴 것 같습니다.

전신에 땀띠 같은 것이 생겨 있습니다.

상처도 안 입었는데 몸 여기저기가 아픈 것 같습니다.

항상 어딘가가 아픈 것 같습니다.

혈뇨가 나와서 깜짝 놀랐습니다.

소변을 본 후에 괴로워서 웁니다.

태어난 지 한 달이나 되었는데 황달이 없어지지 않습니다.

유행성 이하선염에 걸린 것 같습니다.

아이가 경련을 일으켰습니다.

입을 벌리기가 괴롭습니다.

아이의 목에 림프선이 부어있습니다.

음식물이 목구멍을 통과할 때, 아프다고 합니다.

목구멍이 언제나 울립니다.

벌써 며칠째 기침이 멈추지 않습니다.

발작적으로 심하게 계속 기침을 하는 것이 걱정입니다.

☞熱と咳が出て、息をするのが苦しそうです。

息づかいが荒くて、苦しそうです。

熱でぐったりしているのですが。

子供が３９度の高熱を出しました。

子供の耳が痛いそうです。

子供が、頭が痛いといいます。

☞열과 기침이 나와서 숨을 쉬는 것이 괴로운 것 같습니다.

　숨결이 거칠고 괴로운 것 같습니다.

　열로 녹초가 되고 있는 것 같습니다만.

　아이가 39도의 고열이 났었습니다.

　아이의 귀가 아픈 것 같습니다.

　아이가 머리가 아프다고 합니다.

第１５章　入院

あなたは入院の経験がありますか？　入院は誰にとっても不安ですが、それが、旅行先や留学先の日本であったら、もっと不安になることでしょう。

疑問がわいても質問できなかったら？　病院内の説明等を読むことができなかったら？　お医者さんや看護師さん、そして、同室の患者さんに伝えたいことが伝えられなかったら？

これは韓国人のみならず、日本に滞在している外国人の患者さんにとっては想像上のことではなく、現実のことなのです。

でも、日本語がペラペラでなくても、多少、日本語が読めれば、あなたの意思を伝えることが可能になり、不安が大幅に解消されます。

また、あなたが韓国の病院の看護師さんや医療関係者だったら、優しいあなたの気持ちを伝えることが出来、患者としてやって来る日本人の心を和ませて、不安を解消してやれるはずです。先ず一言勇気を出して、

　　　心配しないで下さい！　私がついているから！

と言ってあげてください。日本人の患者さんの緊張感はほぐれ、患者さんの目にはあなたが「白衣の天使」に映ることでしょう。

この本では、病気になったときに必要となる日本語会話のセンテンスを網羅しております。そして本章では、入院の際に交わされるであろうと思われる会話を取り上げております。

このセンテンスの全部を無理に覚える必要はありません。読む練習をして、日本語に慣れておけばいいのです。

そして難しいフレーズ(phrase)は、指さすことで、あなたの言いたいことが伝えられます。

あとはこの本を片手に、あたってくだけろ！です。

제15장 입원

당신은 입원한 경험이 있습니까?

입원은 누구에게나 있어서 불안합니다만 그것이 여행지나 유학장소가 일본이라면 더 불안하게 되겠지요.

의문이 솟아도 질문할 수 없으면?

병원내의 설명 등을 읽을 수 없으면?

의사나 간호사 그리고 같은 방의 환자들에게 전하고 싶은 것이 전해지지 않으면?

이것은 한국인 뿐만 아니라 일본에 체재하고 있는 외국인 환자분에게 있어서는 보편적인 현실입니다.

그렇지만 일본어를 잘 구사할 수 없어도 다소 일본어를 읽을 수 있으면 당신이 의사에게 전하는 것이 가능하게 되어 불안이 큰폭으로 해소됩니다.

또 당신이 한국 병원의 간호사 혹은 의료 관계자라면 상냥한 당신의 마음을 전할 수 있고 환자로서 오는 일본인의 마음을 누그러지게 하고 불안을 해소해 줄 수 있을 것입니다.

먼저 한마디 용기를 내고 걱정하지 말아 주세요!

　　　걱정하지 말아 주십시오!　　　내가 함께하기 때문에!

라고 말해 주세요.

일본인 환자분의 긴장감은 누그러져 환자분의 눈에는 당신이 「백의의 천사」로 비치겠지요.

이 책에는 병이 들었을 때 필요한 일본어 회화 문장을 망라하고 있습니다.

그리고 본장에서는 입원할 때 필요하다고 생각되는 회화를 채택하고 있습니다.

이 문장의 전부를 무리하게 기억할 필요는 없습니다.

읽는 연습을 하고 일본어에 익숙해 두면 좋습니다.

그리고 어려운 문장(phrase)은 가리키는 것만으로 당신이 말하고 싶은 것이 전해집니다.

그리고는 이 책을 가지고 **파이팅**! 하세요.

白衣 ： 看護師などの着る白い色の制服のことで、「はくい」とも言います。
以前は、看護婦さんのことを「白衣の天使」（びゃくえのてんし）
と表現することもありました。

第1節　入院での重要単語
① 症状　　　　　　　②回復（快復）　　　　　③退院
④お見舞い　　　　　⑤患者　　　　　　　　　⑥危篤状態

第2節　入院での会話フレーズ(phrase)

☛ 入院しなければなりませんか？

　入院しなくてもいいですか？

　長くかかりますか？

　手術すれば治りますか？

　手術しなければなりませんか？

　手術をしなくてもいいでしょうか？

　すぐ快復（回復）するでしょうか？

✚ 手術すれば、すぐ仕事に復帰できるでしょう。

☛ 先生、手術をお願いします。

　帰国して、手術します。

✚ 今日の気分は如何ですか？

✚ 症状は如何ですか？

　顔色がいいですね。

　顔色が良くないですよ。

백의 : 간호사 등이 입고 있는 하얀색의 제복으로 「백의」라고 합니다.
이전에는 간호사들을 「백의의 천사」（びゃくえのてんし）라고 표현하는 곳도 있었습니다.

제 1 절   입원에서의 중요단어
① 증상
② 회복 (쾌복)
③ 퇴원
④ 병문안
⑤ 환자
⑥ 위독상태

제 2 절   입원에서의 회화 표현 (phrase)

☛ 입원하지 않으면 안됩니까?

입원하지 않아도 괜찮습니까?

오래 걸립니까?

수술하면 낫습니까?

수술하지 않으면 낫지 않습니까?

수술을 하지 않아도 괜찮습니까?

곧 쾌복 (회복) 하는 겁니까?

✚ 수술하면 곧 일에 복귀할 수 있겠지요?

☛ 선생님 수술을 부탁합니다.

귀국해서 수술하겠습니다.

✚ 오늘 기분은 어떻습니까?

✚ 증상은 어떻습니까?

안색은 좋네요.

안색은 좋아졌네요.

✚ 何かご要望があれば、遠慮なく言って下さい。
　手術がうまくいって良かったですね。
　すぐ良くなりますよ。

《お見舞い》患者さんへの言葉

☞ 回復が早くて良かったですね。
　前よりも顔色がいいですよ。
　退院は、いつ頃になりそうですか？
　早く元気になって下さい。
　この際、骨休めと思ってゆっくり休養して下さい。
　早くご快復なさいますように。
　お大事に！
☛ わざわざ有り難うございました。
　お見舞い、有り難うございました。
✚ 退院、おめでとうございます！
☛ お世話になりました。

《お見舞い》医療関係者に質問

☞ 彼（彼女・患者）の病状はどうですか？
☞ 彼（彼女・患者）は、いつ頃退院できますか？
　先生は、いつ退院できると言っておられますか？
✚ 患者さんは、すっかり良くなりました。

✚무엇인가 부탁할 것이 있다면 사양 말고 말해 주세요.

수술이 잘 되어서 다행이네요.

곧 낫습니다.

《병문안》 환자에게 하는 말

☞회복이 빨라서 다행이네요.

전보다도 안색이 좋습니다.

퇴원은 언제쯤 될 것 같습니까?

빨리 회복하세요.

이 때가 휴식이라고 생각하고 푹 쉬어 주세요.

빠른 쾌유를 빕니다.

건강 조심하세요.

☛특별히 (와주셔서) 감사합니다.

병문안 감사합니다.

✚퇴원 축하합니다.

☛수고하셨습니다.

《병문안》 의료관계자에게 질문

☞그 (그녀·환자) 의 증상은 어떻습니까?

☞그 (그녀·환자) 는 언제쯤 퇴원할 수 있습니까?

선생님은 언제 퇴원할 수 있다고 말씀하셨습니까?

✚환자는 완벽히 나았습니다.

✚ 明日は退院できると思います。

一日ゆっくり休めばいいと、担当医が申しております。

患者さんの状態はいいです。

面会禁止です。

患者さんは今、危篤状態です。

患者さんは今、意識がありません。

患者さんは、昨日、退院されました。

患者さんは、病院を変わられました。

第3節　入院会話の例

✚ 姜惠順さん、こんにちは。私は看護師の増田愛子です。

　私が姜惠順さんの担当看護師です。何でも私にお尋ねください。

☞ 有難うございます。そうします。

✚ 姜惠順さん、出身は韓国のどちらですか？

☞ 釜山の海雲台です。看護師さん、あなたはどちらですか？

✚ 対馬の日田勝という所です。釜山まで約50ｋｍの距離です。姜さんは日本に来て

　どのくらい経のですか？

☞ ３ヶ月です。私は日本の生活が、とても気に入っています。

✚ それは良かった！

　姜惠順さん、ここがあなたの部屋です。東病棟３５１号室です。

　この部屋は、６人部屋になっております。

　これがあなたのベッド(bed)です。

✤내일은 퇴원할 수 있습니다.

　하루 푹 쉬면 나을거라고 담당자가 말했습니다.

　환자의 상태는 좋습니다.

　면회금지입니다.

　환자는 지금 위독한 상태입니다.

　환자는 지금 의식이 없습니다.

　환자는 어제 퇴원했습니다.

　환자는 병원을 옮겼습니다.

제 3 절　입원 회화의 예

✤강혜순씨 안녕하세요. 저는 간호사 마스다아이코 입니다.

　제가 강혜순씨의 담당간호사 입니다. 무엇이든 저에게 물어 주세요.

☛감사합니다. 그렇게 하겠습니다.

✤강혜순씨 한국의 어디 출신입니까?

☛부산 해운대입니다. 간호사님 당신은 어디 출신입니까?

✤쯔시마 히타카쯔 라는 곳 입니다. 부산까지 50km 거리입니다. 강씨는 일본에

　온지 어느 정도 지났습니까?

☛3개월입니다. 저는 일본 생활이 매우 마음에 듭니다.

✤그거 다행이네요.

　강혜순씨, 여기가 당신 방입니다. 동병동 351 호실입니다.

　이 방은 6인실로 되어있습니다.

　이것이 당신 침대입니다.

- 《入院患者に向かって》
- 皆さん、姜惠順です。よろしくお願いします。
- こちらがナースコールボタンです。何か用事がありましたら、このボタンを押してください。
- はい、分かりました。
- 姜惠順さん、何か質問がありますか？
- いいえ、有難うございました。
- では、又あとで。

☞《입원환자를 보며》

☞여러분 강혜순입니다. 잘 부탁합니다.

✚이것이 간호사 콜버튼입니다. 무엇인가 용무가 있으면 이 버튼을 눌러 주세요.

☞예 알겠습니다.

✚강혜순씨, 무엇인가 질문 있습니까?

☞아니요 감사합니다.

✚그럼 또 만나요.

第１６章　病院外での会話

第１節　病院外での重要単語

① 救急病院　　② 急病　　③ 最寄り

④ 医者　　⑤ タクシー　　⑥ 救急車

第２節　病院外での会話フレーズ(phrase)

☞ 気分が悪いのです。

大変気分がわるいのです。

救急車を呼んで下さい。

この辺りに良い医者はいますか？

医者を呼んで下さい。

近くに救急病院がありますか？

病院へ連れていって下さい。

診察予約を取って下さい。

午前１０時にお願いします。

日本語のできる医者を呼んで下さい。

気分が悪いんですが、病院を紹介してください。

急病です。救急病院へ行きたいのですが。

友達が病気です。最寄りの病院はどこですか？

体の具合が良くないんですが、医者を呼んでください。

韓国語（英語）がわかる病院を紹介してください。

제16장   병원외에서의 회화

제1절   병원외에서의 중요 단어

①구급 병원   ②응급   ③근처
④의사   ⑤택시   ⑥구급차

제2절   병원외에서의 회화 표현 (phrase)

☞속이 메스껍습니다.

대단히 속이 메스껍습니다.

구급차를 불러 주세요.

이 근처에 좋은 의사는 있습니까?

의사를 불러 주세요.

근처에 구급 병원이 있습니까?

병원에 데려가 주세요.

진찰 예약을 해 주세요.

오전 10시로 부탁합니다.

일본어를 할 수 있는 의사를 불러 주세요.

속이 메스껍습니다만 병원을 소개해 주세요.

응급입니다. 구급 병원에 가고 싶습니다만.

친구가 병이 났습니다. 근처에 병원은 어디입니까?

컨디션이 좋지 않습니다만 의사를 불러 주세요.

한국어(영어)를 알 수 있는 병원을 소개해 주세요.

☞ どうしましたか？

何かお手伝いしましょうか？

救急車を呼びましょうか？

病院に行きますか、医者を呼びますか？

今日は午前１０時以降でないと開いていません。

普通の病院は、予約をとらないと診てもらえません。

救急車を呼びましょうか？

医者を呼びましょうか？

近くの病院まで、ご案内しましょうか？

救急病院まで、ご一緒しましょうか？

☞ はい、御願いします。

いいえ、一人で病院まで行けます。

病院までタクシー（を）、御願いします。

運転手さん、九州大学付属病院まで行ってください。

☞어떻게 하겠습니까?

뭔가 도와 드릴까요?

응급차를 불러 드릴까요?

병원에 가겠습니까? 의사를 부를까요?

오늘은 오전 10시 이후에 문을 엽니다.

보통 병원은 예약을 하지 않으면 진찰을 받을 수 없습니다.

응급차를 부를까요?

의사를 부를까요?

가까운 병원까지 안내 할까요?

응급병원까지 함께 갈까요?

☞예 부탁합니다.

아니요. 혼자서 병원까지 갈 수 있습니다.

병원까지 택시로 부탁합니다.

택시기사님 큐슈대학 부속병원까지 가 주세요.

終章　薬局

第1節　薬局の重要単語

① 処方箋　　　　② 調剤　　　　　③ 鎮痛剤
④ 座薬　　　　　⑤ 抗生物質　　　⑥ 咳止め
⑦ 解熱薬（剤）　⑧ 痛み止め　　　⑨ 消炎薬（剤）
⑩ 催眠薬　　　　⑪ 睡眠薬　　　　⑫ 鎮静剤
⑬ 精神安定剤　　⑭ 抗うつ薬　　　⑮ 吸入器
⑯ 胃薬　　　　　⑰ 痒み止め　　　⑱ 錠剤
⑲ 塗り薬　　　　⑳ 目薬

第2節　薬局の表現

☞ 薬を調剤してください。

　薬をお願いします。

　処方箋はこれです。

　風邪薬も処方箋が必要ですか？

✚ 本日は、薬が処方されました。

　薬局にこの処方箋をお持ちください。

　薬剤師から生理番号をもらい、待合室でお待ちください。

　薬ができましたら、お知らせします。

　薬の用意ができましたら、生理番号がスクリーンに表示されます。

　薬を受け取ったら、会計の窓口まで、お進みください。

종장   약국

제1절   약국의 중요 단어

① 처방전   ② 조제   ③ 진통제
④ 좌약   ⑤ 항생 물질   ⑥ 기침을 멈추는 약
⑦ 해열제   ⑧ 진통제   ⑨ 소염제
⑩ 최면약   ⑪ 수면제   ⑫ 진정제
⑬ 정신 안정제   ⑭ 항 우울제   ⑮ 흡입기
⑯ 위약   ⑰ 가려움 치료약   ⑱ 정제
⑲ 바르는 약   ⑳ 안약

제2절   약국의 표현

☞ 약을 조제해 주세요.

약을 부탁합니다.

처방전은 이것입니다.

감기약도 처방전이 필요합니까?

✤ 오늘은 약이 처방되었습니다.

약국에 이 처방전을 가져가세요.

약사로부터 순번표를 받아, 대합실에서 기다려 주세요.

약이 다 되면 알려 드리겠습니다.

약의 준비가 다 되면, 순번표가 스크린에 표시됩니다.

약을 받으면 계산하는 곳으로 와 주세요.

✚ この 薬 は、頭痛に効きます。
　この 薬 は、風邪によく効きます。
　これが痛み止めです。
　これが胃に優しい鎮痛剤です。
　この 薬 を飲めば痛みが和らぎます。
　この 薬 をお飲みになれば、ぐっすりお休みになれます。
☞ この 薬 は、いつ飲みますか？
　これは、一回に何 錠 飲めばいいですか？
　これは、何の 薬 ですか？
　副作用はありませんか？
　もっとたくさん貰えませんか？
✚ 薬 は２週 間分しかお渡しできません。
　医者の処方箋がない 薬 は、お出しできません。
　これは座薬です。
　毎 食 後に１ 錠 （１服）ずつお飲み下さい。
　一日に３回２ 錠 ずつ、食後３０分にお飲み下さい。

　　　３０分 ： さ ん

　この 薬 は食 事と食 事の 間 に１ 錠 ずつお飲み下さい。
　食事前に１服お飲み下さい。
　この 薬 は座薬（塗り 薬）です、飲まないでください。

✤이 약은 두통에 효과가 있습니다.

이 약은 감기에 잘 듣습니다.

이것이 진통제입니다.

이것이 위에 효과가 있는 진통제입니다.

이 약을 먹으면 통증이 누그러집니다.

이 약을 먹으면 푹 잘 수 있습니다.

☞이 약은 언제 먹습니까?

이것은 한 번에 몇 알 먹으면 됩니까?

이것은 무슨 약입니까?

부작용은 없습니까?

더 많이 받을 수 있습니까?

✤약은 2주일분만 줄 수 있습니다.

의사의 처방전이 없는 약은 줄 수 없습니다.

이것은 좌약입니다.

매 식후 한 알씩 먹어주세요.

하루 3번 두 알씩 식후 30분에 먹어주세요.

　　３０분　：　산짓뿡・산줏뿡

이 약은 식사와 식사 사이에 한 알씩 먹어주세요.

식사 전에 한 봉지 먹으세요.

이 약은 좌약 (바르는 약) 입니다. 먹지 말아주세요.

약국

薬の袋に使用法が書いてありますので、お読み下さい。

✚ 薬は時間をきちんと守って飲んでください。

薬は冷蔵庫の中に保管してください。

薬は、湿気がある所や直射日光の当たる所には置かないでください。

今度来られるときは、薬の袋をお持ち下さい。

申し訳ありませんが、その薬は只今切らしておりますので、明日来られるか、他の薬局でお求め下さい。

第3節　重要単語以外の薬関係の名称

①ペニシリン　　　　②丸薬　　　　　③カプセル

④シロップ　　　　　⑤トローチ　　　⑥軟膏

⑦点鼻薬　　　　　　⑧湿布　　　　　⑨うがい薬

⑩座薬　　　　　　　⑪浣腸　　　　　⑫輸血

⑬筋肉注射　　　　　⑭静脈注射　　　⑮皮下注射

⑯インシュリン　　　⑰酸素

약봉지에 사용법이 적혀있으니까 읽어 봐 주세요.

✚약은 시간을 확실히 지켜서 먹어주세요.

약은 냉장고 안에 보관해 주세요.

약은 습기가 있는 곳이나 직사광선이 있는 곳에 놓지 마세요.

다음에 오실 때 약봉지를 들고와 주세요.

죄송합니다만, 이 약은 막 다 떨어졌기 때문에 내일 오시거나 다른 약국에서 구해주세요.

제 3 절 약 관계 명칭의 중요단어

① 페니실린　　　　　　② 알약　　　　　　　　　　③ 캡슐

④ 시럽　　　　　　　　⑤ 트로치(설탕과 약을 섞어 굳힌 정제)　⑥ 연고

⑦ 점비약(코에 한방울씩 넣는약)　⑧ 습포　　　　　　⑨ 가그린

⑩ 좌약　　　　　　　　⑪ 관장　　　　　　　　　　⑫ 수혈

⑬ 근육주사　　　　　　⑭ 정맥주사　　　　　　　　⑮ 피하주사

⑯ 인슐린　　　　　　　⑰ 산소

巻末

病状表現の擬態語

권말

병상 표현의 의태어

病状表現の擬態語（現代擬音語擬態用法辞典から引用）

この巻末における擬態語は上記辞典から病状の表現に使われる単語を抜粋したものであります。さらに一部の単語や例文は、筆者が本書の目的に沿って加筆・削除したもので、原典とは異なる個所があります。

병상 표현의 의태어(현대 의성어 의태 용법 사전으로부터 인용)

이 권말에 있어서의 의태어는 상기 사전으로부터 병상의 표현에 사용되는 단어를 발췌한 것입니다. 한층 더 일부의 단어나 예문을 필자가 본서의 목적에 따라서 가필·삭제한 것으로, 원전과는 다른 곳이 있습니다.

●いらいら（苛々）

皮膚は粘膜の表面にかすかな痛みや不快感を感じる様子を表す。「のどが苛々する」の形で述語になることが多い。
やや古風な表現で、若い人はあまり用いない傾向にある。

述語：文の成分のひとつで、「～が、どうする」「～は、どうである」の「どうする」「どうある」に当たる語を指す。

例文　①メロンを食べるとのどが<mark>いらいら</mark>します。
　　　②光化学スモッグにやられて、目が<mark>ちかちか</mark>し、のどが<mark>苛々</mark>します。

●따끔따끔

피부는 점막의 표면에 희미한 통증이나 불쾌감을 느끼는 모습을 나타낸다.
「목구멍이 따끔따끔하다」의 형태로 술어가 되는 것이 많다.
약간 고풍스러운 표현으로, 젊은 사람은 별로 이용하지 않는 경향이 있다.

술어 : 문장의 성분의 하나로 「～が、どうする。 ～가 어떻게 한다.」
「～は、どうである。 ～는 이다.」의 「どうする。 어떻게 한다.」
「どうである。 이다.」에 해당되는 말을 가리킨다.

예문　①메론을 먹으면 목구멍이 따끔따끔 합니다.
　　　　②광화학 작업복에 피해를 입어 눈이 따끔따끔하고 목이 따끔따끔합니다.

● がくがく
　固定してある物がはずれて連続的に動く音や様子を表す。
　　例文　①入れ歯ががくがくします。
　　　　　②寒気がして体ががくがく震えます。
①は動詞の「する」が付いて、述語になる。
②は単独で述語にかかる修飾語になる。
　　動詞：用言の一つで、事物の動作・存在・状態を表わし、言い切る時の形
　　　　　が口語では「書く」「着る」のように、ウ段の音で終わる言葉。
　　用言：活用語のうち動詞・形容詞・形容動詞の総称を指す。単独で述語に
　　　　　なることができる。
　　活用語：用言・助動詞の総称を指す。
　　助動詞：活用語の一つで、主に動詞に付いて叙述の意味を補う言葉を指す。
　　　　　例「れる」。
　　修飾語：ある語句（がくがく）が、下に来る語句（震える）の意義を細かく
　　　　　限定する性格をもつ語を指す。

● 흔들흔들, 오들오들
　고정되어 있는 것이 빠져 연속적으로 움직이는 소리나 모습을 나타낸다.

　　예문　①의치가 흔들흔들 합니다.
　　　　　②오한이 나 몸이 오들오들 떨립니다.

①은 동사의 「하다」가 붙고, 술어가 된다.
②는 단독으로 술어를 수식하는 수식어가 된다.
동　사：용언의 하나로, 사물의 동작·존재·상태를 나다내고 단언할 때의 형태

가 구어에서는 「書く・쓰다」「着る・입다」와 같이 우단의 소리로 끝나는 말.
용 언 : 활용어 중 동사·형용사·형용동사의 총칭을 가리킨다. 단독으로 술어가 될 수 있다.
활용어 : 용언·조동사의 총칭을 가리킨다.
조동사 : 활용어의 하나로, 주로 동사를 뒤따라 서술의 의미를 보충하는 말을 가리킨다.
　　　예제 「れる」.
수식어 : 어떤 어구(がくがく)가, 다음에 오는 어구(震える・떨린다)의 의의를 세세하게 한정하는 성격을 가지는 말을 가리킨다.

● がくん

固定されている物が突然衝撃を受けて動く様子を表す。
　例文　①階段を駆け下りたら足首ががくんとなりました。
　　　　②車の追突で首ががくんとしたらむち打ち症になりました。
①は「と - なる」が、②は「と - する」が付いて、述語になる。

● 탁, 덜컥, 덜커덕
고정되어 있는 것이 갑자기 충격을 받아 흔들리는 모습을 가리킨다.

　예문　①계단을 뛰어 내려오다가 발목을 탁 삐게 되었습니다.
　　　　②차 추돌로 목이 탁 빠져 교통사고 후유증을 앓고 있습니다.

①은 「하게 - 되다」가, ②는 「게 - 되다」가 뒤따라 술어가 되다.

● かさ（っ）

表面が乾燥している様子を表す。「かさっと」の形で、述語にかかる修飾語になる。
　表面に水分が不足している状態を瞬間的な印象として表わすが、乾燥感だけで摩擦の暗示は少ない。

この「かさっ」は「かさかさ」に似ているが、「かさかさ」は表面が乾燥して摩擦する状態を一般的に表す。

例文　①肌が**かさっ**としている。（乾燥していると感じる）
　　　②肌が**かさかさ**している。（実際に乾燥して摩擦を感じる）

● 꺼칠

표면이 건조한 모습을 가리킨다.「かさっと」의 형태로 술어를 서술하는 수식어가 된다.

표면에 수분이 부족한 상태를 순간적인 인상으로 나타내어 건조감만으로 마찰의 암시는 적다.

이「꺼칠」은「까칠까칠」과 비슷합니다만,「かさかさ」는 표면이 건조해 마찰할 상태를 일방적으로 가리킨다.

예문　①피부가 꺼칠하다.（건조한 느낌）
　　　②피부가 까칠까칠하다.（실제로 건조해 마찰의 느낌）

● **かさかさ（っ）**

表面が乾燥して摩擦する様子を表す。

例文　①寒くなると手が**かさかさ**になります。
　　　②かかとが**かさかさ**で靴下がすぐ切れてしまいます。
　　　③のどが渇いて唇が**かさかさ**します。
　　　④**かさかさ**した水虫には軟膏が効きます。
　　　⑤あまり**かさかさ**がひどいのでクリームを塗りました。

①は「に‐なる」が、②は「だ」が、③は「する」が付いて、述語になる。
④は「（と‐）した」が付いて、名詞にかかる修飾語になる。
⑤は名詞の用法である。

「かさかさ」は「がさがさ」に似ているが「がさがさ」の方が摩擦の程度が大きく、

不快・慨嘆の程度も高い。

● 까칠까칠
표면이 건조해 마찰 상태를 가리킨다.

　　예문　①날씨가 추워져 손이 까칠까칠하게 되다.
　　　　　②발뒤꿈치가 까칠까칠해서 양말이 쉽게 닳는다.
　　　　　③목이 말라 입술이 까칠까칠합니다.
　　　　　④까칠까칠한 무좀에는 연고가 효과가 있습니다.
　　　　　⑤너무 까칠까칠해서 크림을 발랐습니다.

①은「게 - 되다」가, ②는「다」가, ③은「하다」가 뒤따라 술어가 된다.
④는「한」이 뒤따라 명사를 수식하는 수식어가 된다.
⑤는 명사용법이다.
「까칠까칠」은 「꺼칠꺼칠」과 비슷합니다만,「꺼칠꺼칠」의 쪽이 마찰 정도가 크고 불쾌・개탄 정도가 높다.

● がさがさ（っ）
　表面が乾燥して摩擦するのを強調する様子を表す。
　　例文　①冬はお湯を使うので、手が**がさがさ**になります。
　　　　　②**がさがさっ**としたかかとにクリームを塗りました。
　　　　　③二時間大声で話したら**がさがさ**の声になりました。
①は「に - なる」が付いて、述語になる。
②は「（と -）した」が、③は「の」が付いて、名詞にかかる修飾語になる。
①②が基本的な意味、③は比喩的な用法で、摩擦が多くて不快な様子を強調る。

● 꺼칠꺼칠
표면이 건조해 마찰되는 것을 강조하는 상태를 가리킨다.

　　예문　①겨울은 뜨거운 물을 사용하기 때문에 손이 꺼칠꺼칠하게 됩니다.

②꺼칠꺼칠한 발뒤꿈치에 크림을 발랐습니다.
③두 시간 큰소리로 이야기했더니 목소리가 꺼칠꺼칠하게 되었습니다.

①은 「되다」가 뒤따라 술어가 된다.
②는 「한」이 ③은 「の」가 뒤따라 명사를 수식하는 수식어가 된다.
①②가 기본적인 의미 ③은 비유적인 용법으로 마찰이 많고 불쾌한 상태를 강조한다.

● かちかち（っ）
非常に硬い様子を示す。
例文　肩が凝って**かちかち**なんです。
「（なの）だ」が付いて、述語になる。

● 딱딱
상당히 단단한 상태를 나타낸다.

예문　어깨가 뻐근해서 딱딱합니다.

「（なの）다」가 뒤따라 술어가 된다.

● きーん
鋭い痛みがおこり短時間続く様子を表す。薄い膜が破れそうな摩擦または圧力を感じている様子を表し、強い不快の暗示がある。
例文　①高地でちょっと駆け足すると、すぐに頭の奥が**きーん**として、心臓が**どきどき**し始めるんです。
　　　②水面で仰向けになったら、鼻に水が入ってしまって**きーん**と痛いんです。
①は「と‐する」が付いて、述語になる。
②は「と」が付いて、述語にかかる修飾語になる。

● 띵

날카로운 통증이 일어나 단시간 계속되는 상태를 가리킨다. 얇은 막이 찢어질 것 같은 마찰 또는 압력을 나타내는 상태를 가르키고 강한 불쾌감을 암시한다.

　　예문　　①고지에서 조금 뛰면 곧 머리 속이 띵하고 심장이 두근두근하기 시작했다.
　　　　　　②수면에서 위를 향한 상태로 있으면 코에 물이 들어와버려 띵하게 아픕니다.

①은「と-する」가 뒤따라 술어가 된다.
②는「と」가 뒤따라 술어를 수식하는 서술어가 된다.

● ぎくっ

組み合わさっている物が折れ曲がって、滑らかに動かない様子を表す。
　　例文　　①腰を屈めた途端にぎくっとして立てなくなりました。
　　　　　　②膝がぎくぎくして思うように動きません。

①は「ぎくっとする」の形で述語になる。
②の「ぎくぎく」は連続形の表現で、関節・ちょうつがい等の組み合わさっている物が、はずれたり折れたりして曲り、滑らかに動かない様子を表し、不自然・異常の暗示がある。

　この「ぎくっ」は「がくっ」に似ているが、「がくっ」は固定してある物が瞬間的にはずれる様子を表し、衝撃とダメージ(damage)の暗示がある。
　　例文　　①膝がぎくっとしました。（筋を違えたかな）
　　　　　　②膝ががくっとしました。（急に力が抜けて膝をついた）

● 삐걱삐걱

짜 맞춰진 것이 구부러져 매끄럽게 움직이지 않는 상태를 가리킨다.

　　예문　　①허리를 굽힌 순간 삐걱하고 설 수 없게 되었습니다.

②무릎이 삐걱삐걱하고 생각처럼 움직이지 않았습니다.

①은「ぎくっとする」의 형태로 술어가 된다.
②의「ぎくぎく」는 연속형의 표현으로 관절・마디 등의 짜 맞춰진 것이 어긋나거나 부러지거나 해서 구부러져 매끄럽게 움직이지 않는 상태를 나타내고 부자연・이상을 암시한다.
이「ぎくっ」은「がくっ」과 비슷하다만「がくっ」은 고정 되어 있는 것이 순간적으로 벗어난 상태를 가르키고 충격과 타격을 암시한다.

　　예문　①무릎이 삐걱삐걱 합니다. (근육이 삐었나)
　　　　　②무릎이 띵 했습니다. (갑자기 힘이 빠져 무릎을 꿇었다.)

●ぎくしゃく
組み合わさっている物が滑らかに動かず、不規則に摩擦する様子を表す。
　　例文　　冬になると膝がぎくしゃくします。
「ぎくしゃく」は「する（している）」が付いて述語になる。
この「ぎくしゃく」は「ぎくぎく」に似ているが、「ぎくぎく」は不規則な摩擦の程度が大きく、異常の暗示がある。
　　例文　①膝がぎくしゃくします。（なんとなく歩きにくい）
　　　　　②膝がぎくぎくします。（膝が痛い）

●부자연스러움. 서먹서먹
짜 맞춰진 것이 매끄럽게 움직이지 않고, 불규칙하게 마찰하는 상태를 가르킨다.

　　예문　　겨울이 되면 무릎이 매끄럽지 않습니다.

「ぎくしゃく」는「する（している）」가 뒤따라 술어가 된다.
이「ぎくしゃく」는「ぎくぎく」와 비슷합니다만,「ぎくぎく」는 불규칙한 마찰의 정도가 크고, 이상을 암시한다.

　　예문　①무릎이 부자연스럽습니다. (이상하게 걷기 어렵다)
　　　　　②무릎이 뻑뻑합니다. (무릎이 아프다)

●ぎすぎす
体に膨らみがなく、痩せて貧相な様子を表す。
　　例文　　ダイエットのしすぎでぎすぎすに痩せたんです。
「ぎすぎす」は「に」が付いて、述語にかかる修飾語になる。

●야위고 모난 모양. 깨깨
몸에 부푼 곳 없이 말라서 초라한 상태를 가리킨다.

　　예문　　다이어트를 너무 해서 깨깨 말랐습니다.

「ぎすぎす」는「に」가 뒤따라 술어를 수식하는 수식어가 된다.

●ぎっくり
組む合わさっている物が折れて動かなくなる様子を表す。
　　例文　　①重い荷物を持ち上げたら、腰がぎっくりとなりました。
　　　　　　②椎間板ヘルニアを、俗にぎっくり腰といいます。
①は「と-なる」が付いて述語になる。
②は「ぎっくり腰」の形で名詞になる。

●삐걱, 가슴이 철렁
짜 맞춰진 것이 부러져서 움직이지 않게 된 상태를 가리킨다.

　예문　　①무거운 짐을 들어올리다가 허리가 삐걱 했다.
　　　　　②추간 탈출증을 쉽게 말하면 빠진 허리라고 합니다.

①은「と-なる」가 뒤따라 숙어가 된다.
②는「ぎっくり腰」의 형태로 명사가 된다.

●きゅっ
　力を加えて締め付ける様子を表す。
　例文　胸がきゅっと締めつけられるように苦しくなります。
「きゅっ」は「と」が付いて、述語にかかる修飾語になる。
緊縛・堅固の暗示は「ぎゅっ」ほど強くない。力を加える瞬間に視点があう表現である。

●꼭, 꽉
　힘을 가해 단단히 죈 상태를 가리킨다.

　　예문　가슴이 꽉 조이는 것 같이 괴롭습니다.

「きゅっ」은「と」가 뒤따라 술어를 수식하는 수식어가 된다.
　긴박・견고의 암시는「ぎゅっ」정도 강하지 않다. 힘을 가해 순간의 시점을 표현한다.

●ぎゅっ
　力を加えて強く締めつける様子を表す。
　例文　①（採血のとき）
　　　　手をぎゅっと握ってください。
　　　　②ぎゅっと絞った熱いタオルで汗を拭いてください。
「ぎゅっ」は「と」が付いて、述語にかかる修飾語になる。
緊縛・堅固の暗示が強く、力を加える瞬間に視点がある表現である。

●꼭 , 꽉
　힘을 가해 강하게 단단히 죈 상태를 가리킨다.

　　예문　①(채혈 할 때)

병상표현의 의태어

손을 꽉 쥐어주세요.
②꽉 짠 따뜻한 타올로 땀을 닦아주세요.

「ぎゅっ」は「と」が뒤따라 술어를 수식하는 수식어가 된다.
긴박・견고의 암시가 강하고 힘을 가해 순간의 시점을 표현한다.

● きりきり（っ）
　尖った物が突き刺さるような持続した痛みを感じる様子を表す。
「きりきりっ」は勢いを加味した表現である。
頭・胸・腹・胃袋など体の内部に鋭い痛みを感じるという場合に用いることが多い。不快の暗示がある。
　　例文　①二日酔いで、頭がきりきりっと痛いです。
　　　　　②胃がきりきりさし込みます。
「きりきり（っ）」は単独で、または「と」が付いて、述語にかかる修飾語になる。
　この「きりきり」は「ちりちり」に似ているが、「ちりちり」は皮膚や目などの表面が焼けて縮むような痛みを表す。

● 찌르듯이
　뾰족한 것이 깊이 찌른 것 같이 지속된 통증의 느낌 상태를 가리킨다.
「きりきりっ」는 기세를 가미한 표현이다.
　머리・가슴・배・위 등 몸 내부에 날카로운 통증을 느끼는 경우에 이용하는 것이 많다. 불쾌감을 암시한다.

　　예문　①숙취로 머리가 찌르듯이 아픕니다.
　　　　　②위가 찌르듯이 쿡쿡 쑤십니다.

「きりきり（っ）」는 단독으로 「と」가 뒤따라 술어를 수식하는 서술어가 된다.
　이「きりきり」는「ちりちり」와 비슷하지만「ちりちり」는 피부나 눈 등 표면이 타서 오그라진 통증을 가리킨다.

●ぎりぎり（っ）
　重いものどうしが一点で摩擦したときに出る音を表す。実際の音を描写する用法で用いる。

　　例文　　女房が私の**ぎりぎり**という歯ぎしりで眠れないと言うんです。

「ぎりぎりっ」は勢いを増した表現で、出る音はかなり大きく、不快の暗示を伴う。
　この「ぎりぎり」は「ぎしぎし」に似ているが、「ぎしぎし」はもともと組み合わさっている重いものどうしが摩擦する様子を表し、違和感の暗示を伴う。

　　例文　　①**ぎりぎり**いう歯ぎしり（強く喰いしばっている）
　　　　　　②**ぎしぎし**いう歯ぎしり（歯がぐらついている）

●바드득
　무거운 동일한 물건 한 점과 마찰을 할 때에 나오는 음을 가리킨다. 실제 음을 묘사하는 용법으로 사용된다.

　　예문　　아내가 나의 바드득거리는 이 가는 소리에 잠을 잘 수 없다고 말합니다.

「**ぎりぎりっ**」은 기세를 가미한 표현으로 나오는 음은 꽤 크고 불쾌감을 동반한다.
　이「**ぎりぎり**」는「**ぎしぎし**」와 비슷합니다만,「**ぎしぎし**」는 원래 짜 맞춰진 무거운 동일한 것이 마찰하는 상태를 가리키고 위화감을 동반한다.

　　예문　　①바드득거리는 이 갊 (강하게 이를 악물고 참고 견디고 있다.)
　　　　　　②삐걱거리는 이 갊 (이가 흔들리고 있다)

●ぐずぐず
「鼻がぐずぐずする」の形で鼻水が出て鼻が鳴る様子を表す。鼻水による不快感の暗示がある。

　　例文　　風邪をひいたのか鼻が**ぐずぐず**します。

● 끙끙
「코를 킁킁거린다」의 형태로 콧물이 나오는 소리의 상태를 가리킨다. 콧물에 의한 불쾌감을 암시한다.

　　예문　　감기에 걸렸는지 코가 킁킁거린다.

● くら（っ）
　一瞬めまいを感じて倒れそうになる様子を表す。
　　例文　　立ち上がるときに、くらっと目まいがするんですけど。
「くら（っ）」は「と‐する[くる]」が付いて、述語になる。
　実際に脳貧血を起こして平衡感覚を失う場合と、正常な道徳・倫理感覚を失う場合があるが、目からの刺激が原因になることが多く、頭部が平衡を失って不安定に倒れる瞬間に視点がある。
　不快・困惑の暗示を伴う。

● 띵
한순간의 현기증을 느끼며 쓰러질 거 같은 상태를 가리킨다.

　　예문　　일어설 때 띵하고 현기증이 옵니다만.

「くら（っ）」는「と‐する[くる]」가 뒤따라 술어가 된다.
　실제 뇌빈혈을 일으켜 평균 감각을 잃은 경우와 정상적인 도덕・윤리 감각을 잃는 경우가 있지만, 눈으로부터의 자극이 원인이 되는 경우가 많고 머리 부분이 평균 감각을 잃고 불안정하게 쓰러지는 순간적인 시점이다. 불쾌・곤혹스러움을 암시한다.

● ぐん
　変化の差が大きい様子を表す。
「と」が付いて、述語にかかる修飾語になる。

例文　血圧が一時**ぐん**と下がりました。

● 푹

변화의 차이가 큰 상태를 가리킨다.
「と」가 뒤따라 술어를 수식하는 수식어가 된다.

예문　혈압이 한순간 푹 떨어졌습니다.

● げーげー

胃から空気や物を連続して吐き戻す音や様子を表す。
「げーげー」は単独で、または「と」が付いて、述語にかかる修飾語になる。

例文　朝から**げーげー**（と）吐いているんです。

● 웩

위에서 공기나 무언가를 연속으로 구토하는 소리나 상태를 나타낸다.
「げーげー」는 단독 또는「と」가 뒤따라 술어를 수식하는 수식어가 된다.

예문　아침부터 웩 하고 토했습니다.

● げっぷ

胃から空気の塊を吐き出す音や様子を表す。

例文　（胃のX線検査で）**げっぷ**は我慢してください。

「げっぷ」は名詞の用法で、「げっ」は喉を一回短く鳴らす音、「ぷ」は空気を吐き出す際に唇が鳴る音である。
客観的には「おくび」そのものを表す。「げっぷ」は、不作法の暗示を持つことがある。

병상표현의 의태어

● 트림
위에서 공기 같은 것을 토해내는 소리나 상태를 가리킨다.

　　예문　　(위 X 레이검사에서) 트림은 참아주세요.

「げっぷ」는 명사의 용법으로 「げっ」은 목구멍을 한 회 짧게 울리는 소리.「ぷ」는 공기를 토해낼 때에 입술에서 나는 소리이다.
　객관적으로는 「おくび(트림)」를 나타낸다.「げっぷ」는 부작용을 가지고 있는 것을 암시한다.

● ごくん
物を一度に飲み込む音や様子を表す。
　　例文　　(内視鏡検査で)　先生の声に合わせてごくんと飲んで下さい。
「ごくん」は「と」が付いて、述語にかかる修飾語になる。
大量の物や大きな物などを飲み込むときに出る、のどが鳴る大きな音を表し、固体・液体の場合がある。
　飲み込んだ後の咽頭の戻りに着目した表現で、響きを強調したいとき「ごくん」と発音する傾向がある。
「ごくんごくん」は反復・連続形である。

● 꿀꺽
음식을 한번에 삼키는 소리나 상태를 가리킨다.

　　예문　　(내시경검사에서) 선생님의 의견에 일치하면 꿀꺽하고 먹어주세요.

「ごくん」은 「と」가 뒤따라 술어를 수식하는 수식어가 된다.
　대량의 것이나 큰 것 등을 삼킬 때에 나오는 목구멍에 나는 큰 소리를 가리키며 고체・액체의 경우이다.
　삼킨 후 인두에 되돌아오는 것에 주목한 표현으로 소리를 강조하고 싶을 때 「ごくん」라고 발음하는 경향이 있다.
「ごくんごくん」는 반복・연속형이다

●ごぼごぼ（っ）
　かなり大量の液体が気体と混ざって連続して立てる濁った音や様子を表す。
　　例文　　牛乳を飲むとおなかがごぼごぼするんですけど。
「ごぼごぼ」は「する」が付いて、述語になる。

●콜콜, 쿨렁쿨렁
　꽤 대량의 액체가 기체와 섞여서 연속적인 탁한 소리나 상태를 가리킨다.
　　예문　　우유를 마시면 배가 콜콜합니다만.

「ごぼごぼ」는「する」가 뒤따라 술어가 된다.

●ごほんごほん
　体の奥から咳が連続して出る音や様子を表す。
　実際の音声を描写する用法としても、単独で又は「と」が付いて、述語にかかる修飾語としても用いられる。
　　例文　　①祖父が昨夜からごほんごほんと咳が止まらないんです。
　　　　　　②相部屋の患者さんが、一晩中ごほんごほんやっていて、寝不足になりました。
　①②は、痰の絡んだ重い濁った咳が連続して出る音や様子を表す。
「ごほんごほん」は「げほげほ」に似ているが、「げほげほ」の方が吐き出す力が強く、しばしば呼吸困難に陥りそうな危惧と苦痛・忌避感の暗示がある。
　　例文　　①ごほんごほんと咳が出た。（風邪かな?）
　　　　　　②げほげほと咳が出た。（息が止まりそうで苦しい）

●콜록콜록
　몸 안에서 기침이 연속해서 나오는 소리나 상태를 나타낸다.

실제 음성을 묘사하는 용법이라해도, 단독 또는 「と」가 뒤따라 술어를 수식하는 수식어로서도 이용되어진다.

예문　①할아버지가 어젯밤부터 콜록콜록 기침을 멈추지 않습니다.
　　　②같은 방 쓰던 환자가 한밤 중 콜록콜록해서 잠을 잘 못 이루었습니다.

①②는 담이 걸린 무겁고 탁한 기침이 연속해서 나오는 소리나 상태를 가리킨다. 「ごほんごほん」은 「げほげほ」와 비슷합니다만, 「げほげほ」의 쪽이 토해내는 힘이 강하고, 끔벅거리는 호흡 곤란에 빠질거 같은 위구와 고통·기피감을 암시한다.

예문　①콜록콜록하고 기침이 나왔다. (기침인가?)
　　　②켁하고 기침이 나왔다. (숨이 멈추질 것 같이 괴롭다.)

● ごろごろ（っ）
重(おも)いものを転(ころ)がすときに摩擦(まさつ)する音(おと)や、異物(いぶつ)がいくつも当(あ)たって不快(ふかい)である様子(ようす)を表(あらわ)す。

例文(れいぶん)　①冷(つめ)たい牛乳(ぎゅうにゅう)を飲(の)むと、どうも腹(はら)がごろごろします。
　　　②コン　　　ン　　　　入(はい)ってごろごろします。
　　　③縫(ぬ)い目(め)がごろごろして痛(いた)いです。
①②③は「する」が付(つ)いて、述語(じゅつご)になる。
①は腹具合(はらぐあい)が悪(わる)いときに鳴(な)る音(おと)であり、不快(ふかい)の暗示(あんじ)がある。
②③は痛(いた)みや異物感(いぶつかん)・不快(ふかい)の暗示(あんじ)がある。

● 데굴데굴, 많이, 우글우글, 빈둥빈둥, 우르르
무거운 것을 굴릴 때에 마찰되는 소리나 이물질이 섞여 불쾌한 상태를 가리킨다.

예문　①차가운 우유를 마시면 어쩐지 배가 우르르 거린다.
　　　②콘택트렌즈에 먼지가 들어와 있습니다
　　　③바느질이 우글우글해서 아픕니다.

①②③은 「する」가 뒤따라 술어가 된다.
①은 배가 아플때에 나는 소리이고 불쾌감을 암시한다.
②③은 통증이나 이질감・불쾌감을 암시한다.

● さっぱり
否定の程度が非常にはなはだしいことを誇張する様子を表す。
　例文　　病院でもらった薬を飲みましたが、さっぱり効きません。
「さっぱり」は単独で打ち消しや否定を伴う述語にかかる修飾語になる。肯定の可能性が全くないことを表し、話者がその理由を理解していない暗示がある。

● 조금도(부정어)
부정의 정도가 상당히 심한 것을 과장한 상태를 가리킨다.

　예문　　병원에서 받은 약을 먹었지만, 조금도 효과가 없습니다.

「さっぱり」는 단독으로 부정하거나 부정을 동반하는 술어를 수식하는 수식어가 된다. 긍정의 가능성이 전혀 없는 것을 가리키고, 화자가 그 이유를 이해하지 않은 것을 암시한다.

● じーん
心身の奥深いところに沁み込むのを強調する様子を表す。
　例文　　①鼻を強くかんだら、鼻の奥がじーんと痛いです。
　　　　　②ドアに指を挟まれましたので、じーんとしびれています。
①②は「と」が付いて、述語にかかる修飾語になる。

● 찡
심신 안 깊은 곳에 스며든 것을 강조하는 상태를 나타낸다.

　예문　　①코를 강하게 풀으면 코 안쪽이 찡하고 아픕니다.
　　　　　②문에 손가락을 끼었더니, 찡하고 쥐가 납니다.

①②は「と」が伴って述語を修飾する修飾語になる。

● **しくしく（っ）**
体の内部であまり強くない痛みが連続的に続く様子を表す。
例文　①寒くなると古傷が しくしくっ と痛みます。
　　　②おなかが しくしく 痛いんです。
　　　③虫歯かな。奥歯が しくしく します。
①②は単独で、又は「と」が付いて、述語にかかる修飾語になる。
③は「する」が付いて述語になる。
「しくしくっ」は、勢いを加味した表現であり、痛みと困惑・慨嘆の暗示がある。

● **콕콕**
몸 내부에 그다지 강하지 않은 통증이 연속적으로 계속되는 상태를 가리킨다.

　　예문　①추워지면 오래된 상처가 콕콕 아픕니다.
　　　　　②배가 콕콕 아픕니다.
　　　　　③충치인가. 어금니가 콕콕 아픕니다.

①②는 단독 또는「と」가 뒤따라 술어를 수식하는 수식어가 된다.
③은「する」가 뒤따라 술어가 된다.
「しくしくっ」는 기세를 가미한 표현으로 통증과 난처함・개탄을 암시한다.

● **じくじく（っ）**
内部の水分が少しずつ外ににじみ出る様子を表す。
例文　①傷口から膿が じくじく にじみ出ています。
　　　② じくじく の水虫にはスプレータイプ、 かさかさ の水虫には軟膏がいいです。
①は単独、又は「と」が付いて、述語にかかる修飾語になる。

②は「の」が付いて、名詞にかかる修飾語になる。
「じくじくっ」は勢いを加味した表現で、不快の暗示を伴う。
「じくじく」は「じゅくじゅく」に似ているが、「じゅくじゅく」の方が水分が多く不快・困惑・厄介の暗示がある。

　　例文　　①傷口が**じくじく**しています。　　（押すとリンパ液が出てくる）
　　　　　　②傷口が**じゅくじゅく**しています。（リンパ液を含んで周りが柔らかい）

● 질금질금, 질퍽질퍽
　내부 수분이 조금씩 밖에 스며 나오는 상태를 가리킨다.

　　예문　　①상처에서 고름이 질금질금 나왔습니다.
　　　　　　②질퍽거리는 무좀에는 스프레이 타입, 버석버석한 무좀에는
　　　　　　　연고가 좋습니다.

　①은 단독 또는 「と」가 뒤따라 술어를 수식하는 수식어가 된다.
　②는 「の」가 뒤따라 명사를 수식하는 수식어가 된다.
「じくじくっ」은 기세를 가미한 표현으로 불쾌감을 동반한다.
「じくじく」는「じゅくじゅく」와 비슷하지만,「じゅくじゅく」의 쪽이 수분이 많은 불쾌・난처함・성가심을 암시한다.

　　예문　　①상처가 질금질금합니다.　　（누르면 림프액이 나옵니다.）
　　　　　　②상처가 질퍽질퍽합니다.　　（림프액을 바른 주변이 부드럽다.）

● しっかり
堅固で安定している様子、又は十分に行う様子を表す。

　　例文　　①骨折した部分に添え木を当てて**しっかり**縛ってください。
　　　　　　②おい、気は確かか。**しっかり**しろ。
　　　　　　③偏食しないで、三食**しっかり**食べなさい。

①は単独で、又は「と」が付いて、述語にかかる修飾語になり、具体物を堅

固に固定するとう意味になる。

②は「する」が付いて述語になり、自立するという意味になる。

③は単独で述語にかかる修飾語になり、十分な量を消化して安心できるという意味をもつ。

● 꽉, 단단히, 확실히
　견고하고 안정된 상태 또는 충분히 행한 상태를 가리킨다.

　　예문　①골절된 부분에 부목을 대고 꽉 묶어주세요.
　　　　　②이봐, 정신 멀쩡해? 확실히 해.
　　　　　③편식하지 말고, 삼시세끼 확실히 챙겨드세요.

　①은 단독 또는 「と」가 뒤따라 술어를 수식하는 수식어가 되고, 구체물을 견고하게 고정하는 것을 의미한다.
　②는 「する」가 뒤따라 술어가 되고 자립하는 것을 의미한다.
　③은 단독으로 술어를 수식하는 수식어가 되고 충분한 양을 소화해 안심할 수 있는 것을 의미한다.

● じっとり
　水分や湿気が多量にあって、表面ににじんでいる様子を表す。
　　湿気（しっけ）：あたりの空気中や、手に触れる物体の中に、普通よりも多く含まれていると感じられる水分。「湿気の多い部屋」
　　湿気（しっき）：湿った空気、また、立ちのぼる蒸気。「湿気をはらんだ風」
　　例文　毎晩、蒲団がじっとりするほど寝汗をかくんです。

「じっとり」は「する-ほど」が付いて、述語にかかる修飾語になる。

「じっとり」は「じとじと」や「じめじめ」に似ているが、「じとじと」は空間全体に水分や湿気があふれる暗示がある。

「じめじめ」は低層に水分や湿気が漂う暗示がある。

例文　①蒲団が**じっとり**する。　（寝汗をかいた）
　　　　②蒲団が**じとじと**する。　（床下から湿気が上がる）
　　　　③蒲団が**じめじめ**する。　（カビが生えそうだ）

● 흥건히, 질펀하게
　수분이나 습기가 대량으로 있어 표면에 번지는 상태를 가리킨다.

　　습기（しっけ）： 주위 공기 안이나 손에 닿은 물체 안에 보통때 보다도 많
　　　　　　　　　 이 포함되어 있다고 느껴지는 수분. 「습기가 많은 방」

　　습기（しっき）： 습기 찬 공기 또는 피어 오르는 수증기. 「습기가 있는 바람」

　　예문　매일 밤 이부자리가 흥건할 정도로 식은땀을 흘립니다.

「じっとり」는「する - ほど」가 뒤따라 술어를 수식하는 수식어가 된다.
「じっとり」는 「じとじと」나「じめじめ」와 비슷합니다만, 「じとじと」는 공간 전체에 수분이나 습기가 흘러 넘치는 것을 암시한다.
「じめじめ」는 적은 수분이나 습기가 떠다니는 것을 암시한다.

　　예문　①이부자리가 흥건하다. (식은땀을 흘렸다.)
　　　　　②이부자리가 축축하다. (마루밑에서 습기가 올라왔다)
　　　　　③이부자리가 눅눅하다. (곰팡이가 생길거 같다.)

● しぱしぱ
　目をゆっくり何度も瞬きする様子を表す。
　　例文　疲れると目が乾燥して**しぱしぱ**してきます。
「しぱしぱ」は「する」が付いて、述語になり、「疲労」を暗示する。

● 끔벅끔벅
　눈을 천천히 몇번이나 깜박이는 상태를 가리킨다.

　　예문　피곤하면 눈이 건조해져 끔벅끔벅합니다.

「しぱしぱ」는「する」가 뒤따라 술어가 되고「피로」을 암시한다.

● しゃっくり
　横隔膜のけいれんに伴って急激に息を吸い込むときに出る音の様子を表す。
　音そのものではなく、横隔膜のけいれんやそれに伴う急激な呼吸を表す名詞として用いる。音を表す場合には「ひっくひっく」などを用いる。
　　例文　　発作のあと、しゃっくりが止まらなくなりました。

● 딸꾹질
　횡격막의 경련을 동반하고 급격하게 숨을 흡입할 때에 나오는 소리의 상태를 가리킨다. 소리만이 아니라, 횡경막의 경련이나 그것에 동반되는 급격한 호흡을 가리키는 명사로서 사용된다. 소리를 가리키는 경우에는 「ひっくひっく」등을 사용한다.

　　예문　　발작한 뒤 딸국질이 멈추지 않게 되었습니다.

● じわじわ（っ）
　水などがごくわずかずつ浸透する様子を表す。
　　例文　　包帯に血がじわじわとしみ出てきました。
「じわじわ」は単独で、又は「と」が付いて、述語にかかる修飾語になる。
「じわじわっ」は勢いを加味した表現である。

● 조금씩, 서서히
　물 등이 극히 조금씩 침투하는 상태를 가르킨다.

　　예문　　붕대에 피가 조금씩 스며 나왔다.

「じわじわ」는 단독 또는「と」가 뒤따라 술어를 수식하는 수식어가 된다.
「じわじわっ」은 기세를 가미한 표현이다.

●じんじん
　しびれるような強い感覚を断続的に感じる様子を表す。
　　例文　　①ドアで挟んだ指が**じんじん**します。
　　　　　　② 頭の奥が**じんじん**痛いです。
　①は「する」が付いて、②は単独でまたは「と」が付いて、述語にかかる修飾語になる。
　痛みが、しびれるような強い実感として断続的に襲ってくる様子を表し、不快などの暗示伴う。

●저릿저릿
　저린 것 같은 강한 감각을 단속적으로 느끼는 상태를 가리킨다.

　　예문　　①문에 끼인 손가락이 저릿저릿합니다.
　　　　　　②머리 안이 저릿저릿 아픕니다.

　①은「する」가 뒤따라 ②는 단독 또는 「と」가 뒤따라 술어를 수식하는 수식어가 된다.
　통증이 저린 것 같은 강한 실감과 함께 단속적으로 덮쳐오는 상태를 가리키고 불쾌감 등을 동반한다.

●ずー（っ）
　狭いところを水などが通過する濁った音を表す。
　　例文　　子供が鼻を**ずーずー**鳴らしているのが気になるんですけど。
「ずー（っ）」は実際の音を描写する用法で用いる。
「ずーずー」は連続・反復形として使用され、出る音は低いが、ある程度の大きさがあり、汚らしさ・不快の暗示がある。

병상표현의 의태어

● 훌쩍거리다
좁은 곳을 물 등이 통과해 탁한 소리를 가리킨다.

　　예문　　아이가 코를 훌쩍거리는 것이 신경이 쓰입니다만.

「ずー（っ）」는 실제 음을 묘사한 용법을 이용한다.
「ずーずー」는 연속・반복형으로서 사용되어, 나오는 소리는 낮으나, 어떤 정도의 크기가 있어 더러워보이고 불쾌감을 암시한다.

● すかすか（っ）
　　内部に隙間があって空気の移動を感じる様子を表す。
　　例文　　骨粗しょう症は骨が薄くすかすかになる病気です。
「すかすか」は「に - なる」が付いて、述語にかかる修飾語になる。
　充実しているべき内部に隙間が多くて充実しておらず、空気の移動を感じる様子を表し、不快・慨嘆・落ち着かなさの暗示がある。
　この「すかすか」は「かすかす」に似ているが、「かすかす」は内部が乾燥して摩擦する様子を表し、不快の暗示はそれほど強くない。

● 틈이 많은 모양, 빔
　　내부에 틈이 있어 공기의 이동을 느끼는 상태를 가리킨다.

　　예문　　골다공증은 뼈가 얇고 틈이 많은 병입니다.

「すかすか」는「に - なる」가 뒤따라 술어를 수식하는 수식어가 된다.
　충실해야만 하는 내부에 틈이 많고 충실하지 않은 공기의 이동을 느끼는 상태를 가리키며 불쾌・개탄・안정되지 않음을 암시한다.
　이「すかすか」는「かすかす」와 비슷하지만, 「かすかす」는 내부가 건조해 마찰되는 상태를 가리키며, 불쾌감 암시는 그만큼 강하지 않다.

●ずきずき（っ）
脈を打つように断続的に強く痛みを感じる様子を表す。
例文　①傷口が**ずきずき**痛んで眠ることができません。
　　　②先生、こめかみのところが**ずきずき**するんです。
　　　③古傷が、何かの拍子に**ずきずきっ**とします。
①は単独で又は「と」が付いて述語にかかる修飾語になる。
②は「する」が付いて、③は「と-くる」が付いて、述語になる。
「ずきずき」は基本的な肉体の痛みの用法で、激しい痛みが心臓の鼓動に合わせるように断続的に襲ってくるという意味である。
「ずきずきっ」は「ずきずき」の勢いを加味した表現である。
強い痛みを表す語としては他に「がんがん」などがあるが、「がんがん」は頭の中で硬くて重いものを連続して叩いているような衝撃を感じている様子を表す。
例文　①頭が**ずきずき**する。　（刃物で刺されているようだ）
　　　②頭が**がんがん**する。　（頭が割れそうだ）

● 욱신욱신
심장이 울리는 것같이 단속적으로 강한 통증을 느끼는 상태를 가리킨다.

　예문　①상처가 욱신욱신 아파서 잠을 잘 수가 없습니다.
　　　　②선생님, 관자놀이 부분이 욱신욱신 합니다만.
　　　　③오래된 상처가 어떤 순간에 욱신욱신 합니다.

①은 단독 또는「と」가 뒤따라 술어를 수식하는 수식어가 된다.
②는「する」가 뒤따라 ③은「と-くる」가 뒤따라 술어가 된다.
「ずきずき」는 기본 육체의 통증 용법으로 격한 통증이 심장의 고동에 맞춰지도록 단속적으로 덮쳐오는 의미이다.
「ずきずきっ」은「ずきずき」의 기세에 가미한 표현이다.
강한 통증을 가리키는 말로서는 다른「がんがん」등이 있으나,「がんがん」은

의료관광 일본어

머리 안에서 단단하고 무거운 것을 연속해서 때리는 것 같은 충격을 느끼는 상태를 가리킨다.

　　예문　　①머리가 욱신욱신하다.　(칼로 찔리는 것 같다.)
　　　　　　②머리가 지끈지끈하다.　(머리가 깨질 것 같다.)

● ずきん
　体の一部に激しい痛みが、一回走る様子を表す。
　　例文　　①腰をかがめたとたんにずきんと痛みが走りました。
　　　　　　② 食事のたびに虫歯がずきんずきんと痛みます。
「ずきん」は「と」が付いて、述語にかかる修飾語になる。
　①②は基本的な肉体の痛みの用法で、強い痛みに深いと慨嘆の暗示を伴い、痛みが走った直後に、脱力感の暗示がある。
「ずきんずきん」は反復・連続形である。

● 쿡쿡
　몸 일부에 격한 통증이 한번씩 심하게 오는 상태를 가리킨다.

　　예문　　①허리를 구부리는 순간 쿡하고 통증이 왔습니다.
　　　　　　②식사할 때마다 충치가 쿡쿡 아픕니다.

「ずきん」은「と」가 뒤따라 술어를 수식하는 수식어가 된다.
①②는 기본적인 육체의 통증용법으로 강한 통증이 깊으면 개탄을 동반하고 통증이 오는 직후에 탈력감을 암시한다.
「ずきんずきん」은 반복・연속형이다.

● すっ
　一瞬、肉体的に清涼感を感じる感じる様子を表す。
　　例文　　①なんだか胸がすっとしないのですが。

一瞬のうちに行動する様子を表す。

　　例文　　②目の前を**すっすっ**と虫のような物がかすめるんです。飛蚊症でしょうか。

①は「と‐する」（**すっ**としないの原形）が付いて、述語になる。
②は「と」が付いて、述語にかかる修飾語になる。
「すっすっ」は反復・連続形で、直線的に素早く行動する様子を表し、身軽さの暗示がある。

● 쓱
　　한순간, 육체적으로 처량감을 느끼는 상태를 가리킨다.

　　예문　　①무엇인가 가슴에 쓱 지나갑니다만.

　　한순간, 행동하는 상태를 가리킨다.

　　예문　　②눈 앞을 쓱 하고 벌레 같은 것이 빠르게 지나갑니다. 비문증입니까?

①은 「と‐する」（**すっ**としないの 원형） 가 뒤따라 술어가 된다.
②는 「と」가 뒤따라 술어를 수식하는 수식어가 된다.
「すっすっ」은 반복・연속형으로 직선적으로 빠르게 행동하는 상태를 가리키고 가벼움을 암시한다.

● すっきり
　　無駄なものや余計なものがなくなって、爽快である様子を表す。

　　例文　　胃薬を飲んだらげっぷが出て**すっきり**しました。

「すっきり」は「する」が付いて、述語になり、肉体的に爽快であるという意味になる。
「すっきり」は「さっぱり」や「あっさり」に似ているが、「さっぱり」は執着がなくて爽快である様子を表し、清涼感・快感の暗示がある。

「あっさり」は淡白である暗示がある。

●산뜻이, 상쾌해지다
　보람 없는 일이나 부질 없는 것이 없어져 상쾌한 상태를 가리킨다.

　　예문　위약을 먹으며 트림이 나와 상쾌합니다.

「すっきり」는「する」가 뒤따라 술어가 되고, 육체적으로 상쾌함을 의미한다.
「すっきり」는「さっぱり」나「あっさり」와 비슷합니다만,「さっぱり」는 집착이 없고 상쾌한 상태를 가리키고, 청량감・쾌감을 암시한다.
「あっさり」는 담백함이 있는 것을 암시한다.

●すとん
　非常に軽いものが急激に落ち込む様子を表す。
　　例文　二キロやせると血圧がすとんと下がりますよ。
「すとん」は「と」が付いて、述語にかかる修飾語になる。響きや影響を強調したいと「すとん」と発音する傾向がある。
「すとんすとん」は連続・反復形で、抽象的な物の程度が急激に落ち込む場合で、軽さと意外性の暗示がある。

●쿵, 딱
　상당히 가벼운 것이 급격하게 떨어지는 상태를 가리킨다.
　　예문　2kg로 살이 빠지면 혈압이 딱 떨어집니다.

「すとん」은「と」가 뒤따라 술어를 서술하는 수식어가 된다. 소리나 영향을 강조하고 싶을 때「すとん」하고 발음하는 경향이 있다.
「すとんすとん」은 연속・반복형으로, 추상적인 정도가 급격하게 떨어지는 경우로 가벼움과 의외성을 암시한다.

●ぜーぜー
　狭窄した気管を空気が摩擦しながら通過する音や様子を表す。
　例文　　①子供が喘息で、ぜーぜー喉を鳴らして苦しそうです。
　　　　　②胸のところがぜーぜーして苦しいです。
　①は実際の音を描写する用法である。
　②は「して」が付いて、述語にかかる修飾語になる。喘息の発作などで、気管が狭窄して空気の通過が困難になっている呼吸を表し、不快・苦痛・慨嘆の暗示がある。

●세-세-
　협착한 기관을 공기가 마찰하면서 통과하는 소리나 상태를 가리킨다.

　예문　　①아이가 천식으로, 세-세-목구멍을 울리며 괴로운 것 같습니다.
　　　　　②가슴 한 곳이 쏴 하고 괴롭습니다.

　①은 실제 음을 묘사한 용법이다.
　②는「して」가 뒤따라 술어를 수식하는 수식어가 된다. 천식, 발작등으로 기관이 협착해 공기통과가 곤란하게 된 호흡을 가리키며, 불쾌・고통・개탄을 암시한다.

●ぞくぞく（っ）
　全身に震えを感じる様子を表す。
　例文　　①ぞくぞくします。風邪ひいたみたいです。
　　　　　②足下からぞくぞく（と）震えがくるほど寒いです。
　①は「する」が付いて、述語になる。
　②は単独で、又は「と」が付いて、述語にかかる修飾語になる。
「ぞくぞくっ」は勢いを加味した表現である。

震えの原因としては、①の悪寒、②の寒さなどがあり、これらの感覚がある程度以上の強さにって体の内部に生じたとき、皮膚の表面に起こる肉体的な防御反応を直接表す表現である。

●오싹오싹, 소름이 끼치는 모양
　전신에 떨림 상태를 가리킨다.

　　예문　　①오싹오싹 합니다. 감기 걸린 것 같습니다.
　　　　　　②발 밑에부터 소름으로 떨림이 올 정도로 춥습니다.

①은「する」가 뒤따라 술어가 된다.
②는 단독 또는「と」가 뒤따라 술어를 수식하는 수식어가 된다.
「ぞくぞくっ」는 기세를 가미한 표현이다.
　떨림의 원인으로서는 ①오한 ②추위 등이 있고 이것들은 감각이 있는 정도 이상의 강함이 되어 몸 내부에 생길 때, 피부에 표면에 일어나는 육체적인 방어 반응을 직접 가리키는 표현이다.

●だらだら（っ）
　液体のしずくが連続して流れ落ちる様子を表す。
　　例文　　血がだらだら流れて止まりません。
「だらだら」は単独で、又は「と」が付いて、述語にかかる修飾語になる。
「だらだらっ」は、勢いを加味した表現である。
「だらだら」は「たらたら」に似ているが、しずくは分離せず線状になっていて
「たらたら」より濃度が高く重量の暗示があり、不快感も強い。

●줄줄
　액체 물방울이 연속해서 흘러나오는 상태를 가리킨다.

　　예문　　피가 줄줄 흘러내려 멈추지 않습니다.

「だらだら」는 단독 또는「と」가 뒤따라 술어를 수식하는 수식어가 된다.
「だらだらっ」은 기세를 가미한 표현이다.
「だらだら」는「たらたら」와 비슷합니다만, 물방울은 분리하지 않고 선상에 있어,「たらたら」보다 농도가 진한 중량을 암시하며 불쾌감도 강하다.

● ちかちか（っ）
　鋭い光が断続的に光る様子を表す。
　例文　①光化学スモッグにやられると、目が**ちかちか**し、のどが**いらいら**してきます。
　　　　②冷たい水で洗っても、目の**ちかちか**が治りません。
　①は「する（している）」が付いて、述語になる。
　②は、名詞の用法である。
「ちかちかっ」は勢いを加味した表現である。
「ちかちか」はこれから進んで、目に光の刺激を感じる様子を表す。この刺激には、しばしば痛みを伴い、不快の暗示がある。

● 따끔따끔
　날카로운 빛이 단속적으로 빛나는 상태를 가리킨다.

　예문　①광화학 스모그에 피해를 입으면 눈이 따끔따끔하고 목구멍이 따끔따끔해 옵니다.
　　　　②차가운 물로 씻어도 따끔따끔한 눈이 낫지않습니다.

　①은「する（している）」가 뒤따라 술어가 된다.
　②는 명사용법이다.
「ちかちかっ」은 기세를 가미한 표현이다.
「ちかちか」는 지금부터 진행해 눈에 빛 자극을 느끼는 상태를 가리킨다. 이 자극에는 눈을 끔벅거리는 통증을 동반해 불쾌감을 암시한다.

의료관광 일본어

● ちくちく（っ）
　細くて尖ったもので体や粘膜の表面を連続してさす様子を表す。
　　　例文　　胃が針で刺されるようにちくちく痛いです。
「ちくちく」は単独で、又は「と」が付いて、述語にかかる修飾語になることが多い。
　　　例文は、胃袋の粘膜が刺激されて刺されるように感じるという意味である。

● 따끔따끔, 콕콕
　좁고 날카로운 것으로 몸이나 광막의 표면을 연속해서 찌르는 상태를 가리킨다.

　　　예문　　위가 바늘로 찌르는 듯 따끔따끔 아픕니다.

「ちくちく」는 단독 또는「と」가 뒤따라 술어를 수식하는 수식어가 되는 경우가 많다.
　예문은 위 광막이 자극하고 찌르는 것 같은 느낌을 의미한다.

● ちくり
　細くて尖った物で体の表面を一回刺す様子を表す。
　　　例文　　①蜂にちくりと刺されました。
　　　　　　　②裁縫中に指をちくりとやってしまいました。
「ちくり」は「と」が付いて、述語にかかる修飾語になる。
　①②以外の用法もあるが、これが基本的な用法で、物理的に細くて尖った物で
体の表面を指すという意味を表す。
「ちくり」は「ちくっ」や「ちくん」に似ているが、「ちくっ」は刺した瞬間の印
象を捉えた表現である。「ちくん」は普通に一回刺す様子を表す。

● 콕, 쿡
　좁고 날카로운 것으로 몸 표면을 한 번 찌르는 상태를 가리킨다.

　　　예문　　①벌에 콕 물렸습니다.

②재봉 중에 손가락을 콕 찔려버렸습니다.

「ちくり」는「と」가 뒤따라 술어를 수식하는 수식어가 된다.
　①②이외의 용법도 있으나 이것이 기본적인 용법이고 물리적으로 좁고 날카로운 것에 몸 표면을 찌르는 것을 의미한다.
「ちくり」는「ちくっ」나「ちくん」과 비슷합니다만,「ちくっ」은 찔린 순간 인상을 포착하는 표현이다.「ちくん」은 보통 한번 찌르는 상태를 가리킨다.

● ちりちり（っ）
　表面が焼けるような痛みを感じる様子を表す。
　　例文　①日焼けで肌が**ちりちり**痛いです。
　　　　　②結膜炎でしょうか。涙が出て目に**ちりちり**と沁みます。
①②は単独で、又は「と」が付いて、述語にかかる修飾語になる。
　この「ちりちり」は「ひりひり」に似ているが、「ひりひり」の方が痛み・不快とともに強くなる。
　　例文　①肌がちりちり痛い。（表面が焦げるみたいだ）
　　　　　②肌がひりひり痛い。（触らないでよ）

● 따끔따끔
　표면이 탄 것 같은 통증을 느끼는 상태를 가리킨다.

　　예문　①화상으로 피부가 따끔따끔 아픕니다.
　　　　　②결막염입니까? 눈물이 나와 눈이 따끔따끔하고 스며듭니다.

　①②는 단독 또는「と」가 뒤따라 술어를 수식하는 수식어가 된다.
　이「ちりちり」는「ひりひり」와 비슷합니다만,「ひりひり」의 쪽이 통증・불쾌감과 함께 강하게 된다.

　　예문　①피부가 따끔따끔 아프다.　（표면이 탄 것 같다.）
　　　　　②피부가 뜨끔거리며 아프다.　（만지지마세요）

● どきどき（っ）

心臓の鼓動を強く激しく感じる様子を表す。

　　例文　　①階段を上がると心臓が<u>どきどき</u>します。
　　　　　　②たまに心臓が<u>どきどきっ</u>と速くなります。

①は「する」が付いて、述語となる。
②は「と」が付いて、述語にかかる修飾語になる。「どきどきっ」は勢いを加味した表現で、しばしば頻脈を表す。
「どきどき（っ）」は、①②が基本的用法で、物理的に心臓の鼓動を強く感じる場合に使われるがそれ以外の用法もある。

● 두근두근

심장 고동의 강하고 격한 상태를 가리킨다.

　　예문　　①계단을 오를 때 심장이 두근두근 합니다.
　　　　　　②가끔 심장이 두근두근 빠르게 울립니다.

①은 「する」가 뒤따라 술어가 된다.
②는 「と」가 뒤따라 술어를 수식하는 수식어가 된다. 「どきどきっ」은 기세를 가미한 표현으로 자주 맥박이 빠른 것을 가리킨다.
「どきどき（っ）」는 ①②가 구체적 용법으로 물리적으로 심장의 고동을 강하게 느끼는 경우에 사용된다만, 그 외 용법도 있다.

● どくどく

液体が一定量ずつ大量に流れ出る音や様子を表す。

　　例文　　傷口から血が<u>どくどく</u>出ています。

実際の音を描写する用法でも、単独で又は「と」が付いて、述語にかかる修飾語としても用いられる。
液体は濃度が高いか量が多く、一定量ずつまとまって流れ出るニュアンスで、

不快・慨嘆の暗示がある。
「どくどく」は「だくだく」に似ているが、「だくだく」は汗が大量に流れ出る様子を表し、主体の疲労の暗示がある。
　　例文　　サウナに入ると汗がだくだくと流れてきます。

●철철, 콸콸
　　액체가 일정량씩 대량으로 흘러나가는 소리나 상태를 가리킨다.

　　예문　　상처에서 피가 철철 흘러 나옵니다.

　　실제 음을 묘사한 용법이라 해도 단독 또는 「と」가 뒤따라 술어를 수식하는 수식어로서도 사용되어진다.
　　액체는 농도가 짙은지, 양이 많은지 일정량씩 합쳐서 흘러 나가는 뉘앙스로 불쾌・개탄을 암시한다.
「どくどく」는「だくだく」와 비슷합니다만, 「だくだく」는 땀이 대량으로 흘러나오는 상태를 가리키고, 주체의 피로를 암시한다.

　　예문　　사우나에 들어가면 땀이 줄줄 흘러나옵니다.

●どしどし
　　積極的に行動を継続して行う様子を表す。
　　例文　　骨粗しょう症の予防に牛乳をどしどし飲みましょう。
「どしどし」は単独で述語にかかる修飾語になる。
　　主体が単一の行動を積極的に継続して行う様子を表し、大量の結果や成果が生まれるニュアンスで、積極性・無遠慮の暗示がある。
　　複数の行動を行ったり、大量の結果が生まれなかったりする場合には用いられない。

●언달아, 마구
　　적극적으로 행동을 존속하는 상태를 가리킨다.

예문   골다공증 예방에 우유를 많이 마십시다.

「どしどし」는 단독으로 술어를 수식하는 수식어가 된다.
　주체가 단일 행동을 적극적으로 존속하는 상태를 가리키며, 대량의 결과나 성과를 발생하는 뉘앙스로 적극성・버릇없음을 암시한다.
　복수의 행동을 하거나 대량의 결과가 나타나지 않을 경우에는 사용되지 않는다.

● どばっ
　一度に勢いよく大量の物を処理する様子を表す。
　　例文　　傷口から血が**どばっどばっ**と吹き出しました。
「どばっ」は「と」が付いて、述語にかかる修飾語になる。
「どばっどばっ」は断続・反復形のくだけた表現で、くだけた日常会話で用いられる。勢いの暗示がある。

● 왈칵
　한번에 기세 좋게 대량의 것을 처리하는 상태를 가리킨다.

　　예문   상처에서 피가 왈칵 솟구쳐 나왔습니다.

「どばっ」은「と」가 뒤따라 술어를 수식하는 수식어가 된다.
「どばっどばっ」은 단속・반복형의 알기 쉽게 한 표현으로, 알기 쉬운 일상회화에서 사용되어진다. 기세를 암시한다.

● ぱく（っ）
　閉じていたものが突然二つに割れる様子を表す。割れ目はそれほど大きくなく、全体がに分割される場合には用いない。
　　例文　　傷口が**ぱくっ**と口を開きました。
「ぱく（っ）」は「と」が付いて、述語にかかる修飾語になる。

●쩍

닫혀진 것이 갑자기 두 개로 나뉘어진 상태를 가리킨다. 균열은 그다지 크지 않고 전체가 분열 되어지는 경우에는 사용되지 않는다.

　　예문　　상처가 쩍하고 벌어졌습니다.

「ぱく（っ）」は「と」が 뒤따라 술어를 수식하는 수식어가 된다.

●はくしょん

くしゃみの音を表す。

　　例文　　はくしょん！　風邪をひいたみたいです。

「はくしょん」は実際の音を描写する用法で用いる。「は」は自然に口を開いた急激で痙攣するような呼吸を表し、「くしょん」は声帯の振動を伴った突発的な呼気を表し、その音が少し響いている。

風邪のひきはじめや微粘膜の刺激などによって起こる。客観的な表現で特定の感情を暗示しない。

「くしゃみ」も元々は擬音語であるが、現在では名詞としてのみ用い、実際の音は「はくしょん」を用いる。

●에이취

재채기 소리를 가리킨다.

　　예문　　에이취！　감기에 걸린 것 같습니다.

「はくしょん」는 실제 음을 묘사하는 용법으로 사용된다.「は」는 자연적으로 입을 열어 급격하게 경련하는 것 같은 호흡을 가리키며,「くしょん」는 성대의 진동을 동반해 돌발적인 호흡기를 가리키며 그 음이 조금 울린다.

　초 감기나 비점막 자극 등에 의해 일어난다. 객관적인 표현으로 특정 감정을 암시하지 않는다.

　「くしゃみ」도 원래는 의성어이다만, 현재는 명사로만 사용되고 실제 음은「は

くしょん」を使用する。

● ぱちぱち（っ）
　　小さい物が連続して破裂する音や様子を表す。
　　例文　①最近の外科手術は、針と糸で縫わずにホッチキスで、ぱちぱち止めます。
　　　　　②A：目にゴミが入っちゃった。
　　　　　　B：水の中に顔をつけて、目をぱちぱちしてごらん。
「ぱちぱち（っ）」は実際の音を描写する用法でも、単独で又は「と」が付いて、述語にかかる修飾語としても用いられる。出る音は小さくて高く、対象が跳ねて飛ぶ距離もごく小さいことが多い。

● 딱
　　작은 것이 연속해서 파열하는 소리나 상태를 가리킨다.

　　예문　①최근 외과 수술은 바늘과 실을 사용하지 않고 호츠키스로 딱 닫습니다.
　　　　　②A：눈에 먼지가 들어왔어.
　　　　　　B：물 안에 얼굴을 넣고 눈을 깨끗하게 씻어봐

「ぱちぱち（っ）」는 실제 음을 묘사한 용법이라 해도 단독 또는 「と」가 뒤따라 술어를 수식하는 수식어로서도 사용되어진다. 나는 소리는 작고 크게, 대상이 제거되어 날아가는 거리도 지극히 작은 것이 많다.

● びっしょり
　　大量の水分を含んで離れている様子を表す。
　　例文　薬を飲んだら、汗をびっしょりかいて熱が下がった。
「びっしょり」は単独で、又は「と」が付いて、述語にかかる修飾語になる。

「びっしょり」は「ぐっしょり」に似ているが、「ぐっしょり」は対象が多量の水分を含んで内部が柔らかくなっている暗示がある。

● 흠뻑, 흠빡
　대량의 수분을 포함해 떨어지고 있는 상태를 가리킨다.

　　예문　　약을 먹으면 땀이 흠뻑 흘려 열이 내려갔다.

「びっしょり」는 단독 또는 「と」가 뒤따라 술어를 수식하는 수식어가 된다.
「びっしょり」는「ぐっしょり」와 비슷합니다만,「ぐっしょり」는 대상이 대량의 수분을 포함해서 내부가 부드럽게 된 것을 암시한다.

● ひゅー（っ）
　空気が細い通路で摩擦しながら勢いよく通過する音や様子を表す。
　　例文　　喘息の症状は、こんこんと咳をして、ひゅーひゅー苦しそうに喉を鳴らします。

「ひゅー」は単独で、又は「と」が付いて、述語にかかる修飾語になる。
「ひゅーっ」は勢いを加味した表現で、「ひゅーひゅー」は連続形である。

● 후
　공기가 좁은 통로로 마찰하면서 기세 좋게 통과하는 소리나 상태를 가리킨다.

　　예문　　천식 증상은 콜록콜록하고 기침을 하고 후-하고 괴로운 듯 목구멍에서 소리를 냅니다.

「ひゅー」는 단독 또는 「と」가 뒤따라 술어를 수식하는 수식어가 된다.
「ひゅーっ」는 기세를 가미한 표현으로「ひゅーひゅー」는 연속형이다.

● ぴょこん
　弾みをつけて一回上下運動を行う様子を表す。

例文　　肘に軟骨が<u>ぴょこん</u>と飛び出ています。

「ぴょこん」は「と」が付いて、述語にかかる修飾語になる。

「ぴょこん」は、飛び出た後の状態を表している。

● 불쑥

　힘을 붙여 한번에 상하운동을 하는 상태를 가리킨다.

　　예문　　무릎에 연골이 불쑥 나왔습니다.

「ぴょこん」는「と」가 뒤따라 술어를 수식하는 수식어가 된다.

「ぴょこん」는 나온 후의 상태를 가리키고 있다.

● ひりひり（っ）

　表面に軽い刺激を連続して感じる様子を表す。

　　例文　　①風邪ひいて、喉が<u>ひりひり</u>して痛いんです。
　　　　　　②火傷したところが<u>ひりひり</u>と痛いです。
　　　　　　③日焼けで、お風呂に入ると<u>ひりひり</u>沁みます。

①は「する」が付いて、述語になる。

②③は単独で、又は「と」が付いて、述語にかかる修飾語になる。

①は粘膜の炎症の場合、②③は火傷・日焼けの場合で、痛み・不快の暗示がある。

「ひりひり」は「ぴりぴり」に似ているが、「ぴりぴり」は刺激自体はそれほど強くないが、内部にも刺激を感じている暗示があり、主体の敏感さが強調される。

　　例文　　①背中が<u>ひりひり</u>する。　（日焼けした）
　　　　　　②背中が<u>ぴりぴり</u>する。　（神経痛だ）

● 따끔따끔, 뜨끔거림

　표면에 가벼운 자극을 연속적으로 주는 상태를 가리킨다.

예문　①바람이 불면 목구멍이 따끔따끔 아픕니다.
　　　②화상 입은 곳이 따끔따끔 아픕니다.
　　　③화상으로 욕탕에 들어가면 따끔따끔 아픕니다.

①는「する」가 뒤따라 술어가 된다.
②③는 단독 또는「と」가 뒤따라 술어를 수식하는 수식어가 된다.
①은 점막 염증의 경우 ②③는 화상의 경우, 통증·불쾌감을 암시한다.
「ひりひり」는「ぴりぴり」와 비슷합니다만,「ぴりぴり」는 자극자체는 그다지 강하지 않으나, 내부에도 자극을 느낄 수 있는 것을 암시하고 주체의 민감성을 강조한다.

　　예문　①등이 따끔따끔하다.　（화상 입음）
　　　　　②등이 찌르르 하다.　　（신경통）

● びりびり（っ）
連続して強い刺激を感じる様子を表す。
　例文　ときどき肋間神経痛がびりびりっと走るんです。

「びりびり（っ）」は単独で、又は「と」が付いて、述語にかかる修飾語になる。
「びりびり（っ）」は、痛みの場合の表現で、勢いを加味しているが、感覚が麻痺するしびれの暗示がある。
「びりびり（っ）」は、上記以外にも「下痢」の表現等にも用いられるが、大人どうしの会話ではあまり用いないので省略する。（詳細は『現代擬音語擬態語用法辞典』を参照のこと）

● 찌르르
연속해서 강한 자극을 느끼는 상태를 가리킨다.

　　예문　가끔 늑간신경이 찌르르 합니다.

「びりびり（っ）」는 단독 또는「と」가 뒤따라 술어를 수식하는 수식어가 된다.
「びりびり（っ）」는 통증의 표현으로 기세를 가미해 감각이 마비되어 저림을 암시한다.
「びりびり（っ）」는 상기이외에도 「설사」의 표현에도 사용되고 있지만 어른 사이의 대화에서는 그다지 사용되지 않기 때문에 생략한다.
　　（자세한 것은 『현대의음의성어용법사전』을 참조바람）

● ぴりぴり（っ）
　　連続して刺激を感じる様子を表す。
　　　　例文　　①すりむいた膝が**ぴりぴり**痛いです。
　　　　　　　　②背中が**ぴりぴり**します。神経痛でしょうか。
　①は単独で又は「と」が付いて術後にかかる修飾語になる。
　②は「する」が付いて述語になる。
「ぴりぴりっ」は勢いを加味した表現で、「ぴりっ」の連続・状態形である。
　①②は痛みを表現して、刺激自体はそれほど強くないが、内部にも刺激を感じている暗示があり、主体の敏感さが強調される。

● 얼얼
　연속해서 자극을 느끼는 모습을 나타낸다.

　　　예문　　①찰과상 입은 무릎이 얼얼하니 아픕니다.
　　　　　　　②등이 얼얼 합니다. 신경통입니까?

　①은 단독으로 또는 「と・과」가 붙고 술어를 수식하는 수식어가 된다.
　②는 「する・한다」가 붙어 술어가 된다.
「ぴりぴりっ・얼얼」은 기세를 가미한 표현으로 「ぴりっ」의 연속·상태형이다.
　①②는 통증을 표현하고 자극 자체는 그만큼 강하지 않지만 내부에도 자극을 느끼고 있는 암시가 있어 주체의 민감함이 강조된다.

● ぴんぴん
　　人間が壮健である様子を表す。

例文　①親父が危篤だって言うからあわてて帰省したら、ぴんぴんしているじゃないか。
　　　②今じゃ元気でぴんぴんしてるけど、あのまま入院してたら殺されていたかもしれないね。

「ぴんぴん」は「して（い）る」が付いて、述語になる。主体が死亡・病気の予想や推測に反して壮健であることを、皮肉・意外などの暗示を伴って述べる。
「ぴんぴん」は「ぴんしゃん」に似ているが、「ぴんしゃん」は老人が年齢の割に元気である様子を表す。

● 팔팔
　인간의 강건한 모습을 나타낸다.

　　예문　①아버지가 위독하다고 말하기 때문에 서둘러 귀성하면 팔팔하고 있잖아.
　　　　②지금은 건강하고 팔팔 하고 있지만 그대로 입원하고 있었으면 살해 당했을지도 모른다.

「팔팔」은 「해(있어)」가 붙고 술어가 된다. 주체가 사망·병의 예상이나 추측에 반해 강건한 것을 야유·뜻밖의 어느 암시를 수반한다.
「팔팔」은 「응사응」을 닮아 있지만 「응사응」은 노인이 연령에 비해 건강인 모습을 나타낸다.

● ぶよぶよ
　水分などを含んで柔らかくなっている様子を表す。
　　例文　足がむくんでいて指で押すとぶよぶよ（と）するんです。

「ぶよぶよ」は単独で、又は「と」が付いて、述語にかかる修飾語になる。
「ぶよぶよ」は「ぶくぶく」や「ぶわぶわ」に似ているが、「ぶくぶく」は空気などを含んでいる様子を表し、不恰好・不快の暗示がある。
「ぶわぶわ」は組織内部に大きな隙間があって表面が柔らかく膨らんでいる様子を

表し、粗雑・摩擦・不快・違和感・不格好の暗示がある。

●포동포동
수분 등을 포함해 부드러워지고 있는 모습을 나타낸다

　예문　다리가 붓고 있어 손가락으로 누르면 포동포동 합니다.

「포동포동」은 단독으로 또는 「과」가 붙고, 술어를 수식하는 수식어가 된다.
「포동포동」은 「뒤룩뒤룩」이나 「원」을 닮아 있지만 「뒤룩뒤룩」은 공기 등을 포함하고 있는 모습을 나타내 불모양·불쾌의 암시가 있다.
「원」은 조직 내부에 큰 틈새가 있어 표면이 부드럽게 부풀어 올라 있는 모습을 나타내 조잡·마찰·불쾌·위화감·꼴사나운 모양의 암시가 있다.

●ふらふら（っ）
不安定に揺れ動く様子を表す。
　例文　①今朝は血圧が高くて頭がふらふらします。
　　　　②ベッドから起きると足元がふらふらしました。
①②は「する[している]」が付いて、述語になる。
「ふらふらっ」は勢いを加味した表現で、病気又は心身の異常のために平衡感覚が失われて不安定になると言う意味を表す。
「ふらふらっ」は「ふらっ」の連続・状態形である。
「ふらふら」は「くらくら」や「ぶらぶら」に似ているが、「くらくら」は人が目まいを感じて倒れそうになる様子を表し、不快・困惑の暗示がある。
「ぶらぶら」は上端を固定して垂れ下がっているものが不安定に揺れ動く様子を表す。
　例文　①頭がふらふらする。　　（寝不足だ）
　　　　②頭がくらくらする。　　（めまいで倒れそうだ）
　　　　③軒にぶらぶらとひょうたんが下がっている。

●흔들흔들
불안정하게 흔들리는 모습을 나타낸다.

　　예문　　①오늘 아침은 혈압이 높아서 머리가 흔들흔들 합니다.
　　　　　　②침대에서 일어나면 발 밑이 흔들흔들 했습니다.

①②는 「하는[하고 있다]」가 붙고 술어가 된다.
「흔들흔들」은 기세를 가미한 표현으로 병 또는 심신의 이상을 위해서 평형감각이 없어져 불안정하게 된다고 하는 의미를 나타낸다.
「흔들흔들」은 「등」의 연속·상태형이다.
「흔들흔들」은 「어찔어찔」이나 「어슬렁어슬렁」을 닮아 있지만 「어찔어찔」은 사람이 눈매를 느껴 넘어질 것 같게 되는 모습을 나타내, 불쾌·곤혹의 암시가 있다. 「어슬렁어슬렁」은 상단을 고정해 처지고 있는 것이 불안정하게 흔들리는 모습을 나타낸다.

　　예문　　①머리가 흔들흔들 한다. (수면 부족이다)
　　　　　　②머리가 어찔어찔 한다. (현기증으로 넘어질 것 같다)
　　　　　　③처마에 어슬렁어슬렁 표주박을 내리고 있다.

●ふわふわっ
非常に軽いものが浮かび漂う様子を表す。
　　例文　　①熱があるみたいです。体がふわふわします。
　　　　　　②夢遊病患者はふわふわ（と）した足取りで歩きます。

①は「する」が付いて、述語になる。
②は「（と-）した」が付いて、名詞にかかる修飾語になる。
①②は体の重心が定まらず不安定である様子を表す。

●푹신푹신
매우 가벼운 것이 떠올라 감도는 모습을 나타낸다.

　　예문　　①열이 있는 것 같습니다. 몸이 푹신푹신 합니다.
　　　　　　②몽유병 환자는 푹신푹신(로) 힌 발걸음으로 걷습니다.

①은 「한다」가 붙고 술어가 된다.
②는 「(로-) 했다」가 붙고 명사에 걸리는 수식어가 된다.
①②는 몸의 중심이 정해지지 않고 불안정한 모습을 나타낸다.

● ほっかり
　安堵を感じる様子を表す。
　　例文　手術後、抜歯したら何だかほっかりしました。
「ほっかり」は「する」が付いて、述語になる。重圧・緊張・責任・ストレスなどの束縛から解放され、心身がリラックスした状態を表し、安堵・快感・充足の暗示がある。
「ほっかり」は「ほっと」に似ているが、「ほっと」は安堵のため息をつく様子を表し、快感の暗示はない。

● 포근함
　안도를 느끼는 모습을 나타낸다.
　　예문　수술 후 발치하면 무엇인가 포근했습니다.

「빌려」는 「한다」가 붙고 술어가 된다.
　중압·긴장·책임·스트레스등의 속박으로부터 해방되어 심신이 릴렉스 한 상태를 나타내 안도·쾌감·충족의 암시가 있다.
「빌려」는 「안심」을 닮아 있지만 「안심」은 안도의 한숨을 쉬는 모습을 나타내 쾌감의 암시는 없다.

● ぼつぼつ（っ）
　表面に小さな突起や穴が多数ある様子を表す。
　　例文　顔にぼつぼつできものができている。
「ぼつぼつ」は表面に小さな突起や穴が多数ある様子を表し、不快・嫌悪・違和感

の暗示がある。
「ぼつぼつ」は単独で、又は「と」が付いて、述語にかかる修飾語になる。
　　例文　　英気勃々として興る。（「勃々」物事が盛んに興る様子）
「ぼつぼつ」は「ぶつぶつ」や「ぽつぽつ」に似ているが、「ぶつぶつ」の方は粒が細かい。
「ぽつぽつ」には不快感の暗示はない。
　　例文　　①顔にぼつぼつがある。（おでき・にきび）
　　　　　　②顔にぶつぶつがある。（湿疹）
　　　　　　③顔にぽつぽつがある。（そばかす・ほくろ）

● 조금씩
표면에 작은 돌기나 구멍이 다수 있는 모습을 나타낸다.

　　예문　　얼굴에 조금씩 종기 같은 것이 생겼다.

「ぼつぼつ・조금씩」은 표면에 작은 돌기나 구멍이 다수 있는 모습을 나타내 불쾌·혐오·위화감의 암시가 있다.
「ぼつぼつ・조금씩」은 단독으로 또는 「と・과」가 붙고 술어에 수식하는 수식어가 된다.

　　예문　　영기발들로서 흥한다. （「勃々・발들」사물이 활발히 흥하는 모습）

「ぼつぼつ・조금씩」은 「ぶつぶつ・투덜투덜」이나 「ぽつぽつ・서서히」를 닮아 있지만 「ぶつぶつ・투덜투덜」(분)편은 알갱이가 세세하다.
「ぽつぽつ・서서히」에는 불쾌감의 암시는 없다.

　　예문　　①얼굴에 조금씩이 있다. (부스럼·여드름)
　　　　　　②얼굴에 투덜투덜이 있다. (습진)
　　　　　　③얼굴에 서서히가 있다. (주근깨·점)

의료관광 일본어

● むかむか（っ）
持続して吐き気をもよおす様子を表す。

　　例文　　①二日酔いで胸が**むかむか**します。
　　　　　　②船酔いで胃袋から**むかむか**とこみ上げてきました。
　　　　　　③深酒は胸焼けや**むかむか**の原因になります。

①は「する」が付いて、述語になる。
②は「と」が付いて、述語にかかる修飾語になる。
③は名詞の用法であり、①②③は持続して吐き気をもよおし、不快・忌避観の暗示が強い。
「むかむかっ」は勢いを加味した表現で、主体（一人称）内部の感覚について用い、第三者（二人称・三人称）の様子については用いない。
「むかむかっ」は「むかっ」の連続・状態形である。

● 메슥메슥
지속해 구토를 누르는 모습을 나타낸다.

　　예문　　①숙취로 가슴이 메슥메슥 합니다.
　　　　　　②배멀미로 위로부터 메슥메슥 올라 왔습니다.
　　　　　　③과음은 가슴앓이나 메슥메슥의 원인이 됩니다.

①은 「する・한다」가 붙고 술어가 된다.
②는 「と・과」가 붙고 술어를 수식하는 수식어가 된다.
③은 명사의 용법이며 ①②③는 지속해 구토도 눌러 불쾌·기피관의 암시가 강하다.
「**むかむかっ**・메슥메슥」은 기세를 가미한 표현으로 주체(1인칭) 내부의 감각에 대해 이용해 제3자(2인칭·3인칭)의 모습에 대해서는 이용하지 않는다.
「**むかむかっ**・메슥메슥」은 「**むかっ**・메슥」의 연속·상태형이다.

● むずむず（っ）

表面に細かい虫がうごめいているようなかすかな刺激を連続して感じる様子を表す。

例文　①花粉症でくしゃみが出て鼻が**むずむず**します。
　　　②霜焼けが**むずむずっ**と痒くなるんですけど。
　　　③有害家庭用品が**ちくちく**や**むずむず**の原因です

①は「する」が付いて、述語になる。
②は「と」が付いて、述語にかかる修飾語になる。
③は名詞の用法で、「むずむずっ」は勢いを加味した表現である。①と③は、体の表面や粘膜が虫や花粉などの刺激によって、かゆみを感じる様子を表す。

● 근질근질

표면에 세세한 벌레가 우글거리고 있는 희미한 자극을 연속하고 느끼는 모습을 나타낸다.

　　예문　①꽃가루 알레르기로 재채기가 나와 코가 근질근질 합니다.
　　　　　②동상으로 근질근질해 가려워집니다만.
　　　　　③유해 가정용품이 따끔따끔이나 근질근질의 원인입니다.

①은 「する・한다」가 붙고, 술어가 된다.
②는 「と・과」가 붙고, 술어를 수식하는 수식어가 된다.
③은 명사의 용법으로, 「むずむずっ・근질근질」은 기세를 가미한 표현이다.
①과③은 몸의 표면이나 점막이 벌레나 화분 등의 자극에 의해서 가려움을 느끼는 모습을 나타낸다.

あとがき

　日本人なら誰でも日本語を教えられるでしょうか？　外国人に日本語を教えることは、母語が日本語の日本人であれば、容易に出来そうに思われます。
　しかし、今回、韓国の人達に本書を執筆するきっかけを頂いて、改めて日本語の規範を外国人に教えることの難しさを思い知らされました。
　教えるものとしては、教える日本語の構造はもちろんのこと、教える日本語の語彙を習熟していなければならないでしょう。
　でも、今回は、まったく門外漢の医療関係の分野であり、この分野について語彙力の乏しい筆者としては、不満足な内容であるのは否めません。
　当然に医療関係者のための専門書ではなく、一般の海外旅行者や看護師さん達にとって「あれば便利だ」というぐらいの自己評価でしかありませんが、日本語の教育に携わる者として、日韓の旅行者や留学生、さらには両国の医療関係者に使っていただければ幸いに存じます。
　読者の皆様が不満足とされる内容につきましては、筆者が『日本語を勉強したいという人たちに「ことば」はもちろんのことでありますが、「人の優しさ」や「夢の成就に向かって行動する勇気」を伝えられる大学教員を志向している還暦過ぎた老教師である』ということに免じて許していただけることを願っております。
　最後になりますが、この本を執筆・出版するにつきまして、ご協力・ご助言頂いた韓国の皆様方に心からお礼を申し上げます。
本当にありがとうございます！
そして、読者の皆様に感謝いたします。皆様がいなければ書物は出版できませんから。
２００９年秋
秋美しき韓国・釜山の
東洲大学研究室にて

　　　　　　　　　　　　　増田　憲行

후서

　일본인이라면 누구라도 일본어를 가르칠 수 있을까요?
　외국인에게 일본어를 가르치는 것은 모국어가 일본어의 일본인이면 용이하게 할 수 있을 것 이라고 생각됩니다.
　그러나 이번 한국의 사람들에게 본서를 집필하는 계기를 받고 재차 일본어의 규범을 외국인에게 가르치는 것의 어려움을 생각해 알게 되었습니다.
　가르치는 것으로서는 가르치는 일본어의 구조는 물론 가르치는 일본어의 어휘를 익숙하게 하고 있지 않으면 되지 않을 것입니다.
　그렇지만, 이번은 완전히 문외한의 의료 관계의 분야이며 이 분야에 도착해 어휘력의 부족한 필자로서는 불만족스러운 내용인 것은 거절할 수 없습니다.
　당연하게 의료 관계자를 위한 전문서가 아니고, 일반의 해외 여행자나 간호사들에게 있어서 「있으면 편리하다」라고 하는 정도의 자기평가로 밖에 없습니다만 일본어의 교육에 종사하는 사람으로서 일한의 여행자나 유학생 또 양국의 의료관계자에게 사용해 주시면 다행으로 생각합니다.
　독자의 여러분이 불만족으로 여겨지는 내용에 대해서는 필자가『일본어를 공부하고 싶다고 하는 사람들에게 「말」은 물론입니다만「사람의 상냥함」이나「꿈의 성취로 향해 행동하는 용기」를 전해지는 대학교원을 지향하고 있는 환갑지난 노인교사이다』라고 하는 것에 면제해 허락해 받을 수 있을 것을 바라고 있습니다.
　마지막이 됩니다만 이 책을 집필·출판하는 것에 대해서 협력·조언 준 한국의 여러분에게 진심으로 답례를 말씀드립니다.
　정말로 감사합니다!
그리고, 독자의 여러분에게 감사드리겠습니다. 여러분이 없으면 서적은 출판할 수 없기 때문에.
２００９년 가을
가을이 아름다운 한국·부산의 동주대학 연구실에서

　　　　　　　　　　　　　마스다　노리유키

参考文献

本書を執筆するにあたり下記文献を引用・参考にしました。著者の皆様のご研究に対しまして、敬意を表しますと共に感謝申し上げます。

なお読者の皆様も、これらの参考文献に一度、目をとおされることをおすすめします。

① 西村恵美著『ナースのための心を伝える英会話』ミクス, 1999年.
② 川井麻美子・川井マリー共著『New看護のための英語・英会話』メディカ出版, 2003年.
③ 西口 守監修『高齢者ケアのマナーと言葉づかい-サービスの理想を求めて』一橋出版, 2003年.
④ 櫻井健司監修『外国で病気になったとき あなたを救う本<第4版>』ジャパンタイムズ, 2000年.
⑤ 飛田良文・浅田秀子共著『現代擬音語擬態語用法辞典』東京堂出版, 2002年.

上記の他に、下記サイトを参考にしました。

⑥ http://homepage2.nifty.com/H-Suga/kaiwa15.html（２００８年８月７日）

참고 문헌

본서를 집필하기에 즈음해 아래와 같이 문헌을 인용·참고로 했습니다. 저자의 여러분의 연구에 대해 하물며, 경의를 나타내며 모두 감사 말씀 드립니다.

또한 독자의 여러분도, 이러한 참고 문헌에 한 번, 훑어보는 것을 추천합니다.

① 니시무라 에미저 「널스를 위한 마음을 전하는 영어회화」 믹스, 1999 년.
② 카와이 마미코·카와이 메리 공저 「New 간호를 위한 영어·영어회화」 메디카 출판, 2003 년.
③ 니시구치 마모루 감수 「고령자 케어의 매너와 말씨-서비스의 이상을 요구해」 이치하시 출판, 2003 년.
④ 사쿠라이 켄지 감수「외국에서 병이 들었을 때 당신을 구하는 본<제４판>」재팬 타임즈, 2000 년.
⑤ 토비타 요시후미·아사다 히데코 공저 「현대 의성어 의태어 용법 사전」토쿄도 출판, 2002 년.

상기 외에, 아래와 같이 사이트를 참고로 했습니다.

⑥ http://homepage2.nifty.com/H-Suga/kaiwa15.html(２００８년８월７일)

《略歴》【著者・増田憲行】
　　１９７０年　国立海技大学校特修科卒業
　　１８８０年　海上保安庁入庁（２００４年退官）
　　１９８５年　西日本短期大学法学科卒業
　　１９８８年　九州産業大学商学部経済学科卒業
　　１９９７年　九州産業大学修士課程修了（経営専攻）
　　２００３年　九州産業大学５年一貫制博士課程修了（国際文化専攻）
　　２００５年　東洲大学観光通訳学科教授就任
　　２００６年　特定非営利活動法人トウミ理事長就任
　　２００８年　東洲大学国際交流センター運営委員就任
　　２００９年　釜山世宗ライオンズクラブ入会

《略歴》【翻訳協力・厳　正姫】
　　２００６年　東洲大学観光通訳学科日本語科卒業
　　２００６年　大阪国際大学留学（１年間）
　　２００８年　東洲大学韓国語講座講師

《약력》【저자・마스다　노리유키】
　　１９７０년　국립 해양 기술 대학교 특수학과 졸업
　　１８８０년　해상보안청입청(２００４년 퇴관)
　　１９８５년　서일본 단기 대학 법학 학과 졸업
　　１９８８년　큐슈 산업 대학교 상학부 경제학 학과 졸업
　　１９９７년　큐슈 산업 대학교대학원 석사과정 수료(경영학 전공)
　　２００３년　큐슈 산업 대학교대학원 ５년 일관제 박사 과정 수료(국제 문화 전공)
　　２００５년　동주대학 관광통역학과 교수 취임
　　２００６년　특정비영리활동법인 트우미 이사장 취임
　　２００８년　동주대학 국제 교류 센터 운영 위원 취임
　　２００９년　부산 세종 라이온스 클럽 입회

《약력》【번역 협력・엄정희】
２００６년 동주대학 관광 일본어과 졸업
２００６년 오사카(大阪) 국제대학유학(1 년간)
２００８년 동주대학 한국어깅좌깅사

의료관광 일본어

초판발행 _ 2010. 2. 2
초판1쇄 _ 2010. 2. 2
저　　자 _ 마스다 노리유키
번　　역 _ 엄정희
발 행 인 _ 도서출판 고려동
박 은 곳 _ (주) 삼립프레스
　　　　　srpress@naver.com
　　　　　T. 051) 256-8200-1

정 가 20,000원　　＊ 잘못된 책은 바꾸어 드립니다.